鼻・のどの病気は免疫ビタミンでよくなっていく

副鼻腔炎やアレルギー性鼻炎、上咽頭炎が改善！

監修
薬学博士 稲川裕之
医学博士 北西 剛

平原社

まえがき

免疫ビタミンLPSでバランスのよい免疫力の向上を

LPS（リポポリサッカライド）をご存じでしょうか。これはある種の細菌の成分で、免疫力を高める働きがあるとして、近年とても注目が集まっています。

免疫という言葉は、最近頻繁に耳にするようになりました。病気を防ぎ、健康を守るために大切なものだということは、現代人なら誰もが知っています。

ただ免疫力は単に強ければいいというものではありません。今増え続けている花粉症、アトピー性皮膚炎、気管支喘息などのアレルギー疾患は、免疫力が過剰に働いて、結果として自分自身を傷つけている病気です。

特に鼻やのどのような外から異物が真っ先に侵入するところは、免疫細胞がたくさ

まえがき

ん常駐し、アレルギー疾患を起こしやすい部位です。実際に前述の花粉症、気管支喘息はそうした病気ですし、昔からあった副鼻腔炎も、最近はアレルギーと深い関係があるタイプが急増しているようです。また慢性上咽頭炎というのどの病気も、やはりアレルギー性の炎症が起きていると考えられるようになりました。

もちろん鼻やのどにも（アレルギーではない）感染症があり、細菌やウイルスを排除する免疫力も必要です。

つまり免疫力は、強いだけでなくバランスが大切であり、本来、敵ではないもの、花粉やホコリやダニには反応せず、細菌やウイルスなどの病原体にはしっかり反応してこれを排除することが大切なのです。当たり前のことですが、現代はそれが難しくなっています。

本書で紹介するＬＰＳは、こうしたアレルギー疾患を改善し、感染症など他の病気にも強いという大変頼もしい物質です。研究が進み、生物の免疫の基本中の基本である自然免疫、なかでもその中心的存在であるマクロファージを活性化することで、どのような病気にも強い、バランスのよい免疫力が成り立つようです。

さてこのＬＰＳは、タンパク質や脂質のような主要な栄養素ではありませんが、免疫細胞を活性化させるビタミンのような働きがあることから、免疫ビタミンとも呼ばれています。自然界にもたくさん存在し、色々な食品に含まれています。例えば海草のめかぶや昆布、野菜なら明日葉やれんこん、あるいはそば、金芽米などです。食品から摂取するのは基本ですが、効率よくＬＰＳを摂取するならサプリメントがとてもよいようです。本書でＬＰＳと書かれていたら、それは免疫ビタミンＬＰＳのことだとお考え下さい。

免疫ビタミンＬＰＳの研究やヒトに対する臨床試験は、本書の第３部に掲載していますので、ぜひ参考にしてください。特に花粉症の患者さんが使用し、全員が「これからも続けたい」と語っている点は確かな効き目を感じます。

この物質は、我々現代人が進歩や近代化の中で壊してしまった免疫のバランスを整え、本来の病気予防や回復する力を取り戻す頼もしい味方になってくれるでしょう。特に鼻・のどのトラブルに悩んでいる人には、試す価値があると思います。

鼻・のどの病気は免疫ビタミンでよくなっていく

もくじ

第1部 鼻やのどのトラブル

第1章 鼻やのどの働き

第2章　鼻のトラブル

副鼻腔炎（急性、慢性、アレルギー性）

もくじ

第3章 のどのトラブル

気管支喘息

第2部
自分で治す鼻・のどのトラブル

第1章 鼻・のどのトラブルを免疫力で治す

第2章 LPSが免疫バランスをとる

第3章　免疫ビタミンLPSで免疫のバランスを整える健康法

第3部 免疫ビタミンLPSの科学的検証

第1章 免疫ビタミンLPSで鼻・のど、ほかの症状が改善した例

第2章 LPSの免疫活性の相乗効果を求めて

第3章　免疫ビタミンLPSと鼻・のどのトラブルQ＆A

第1部

鼻やのどのトラブル

第1章 鼻やのどの働き

鼻やのどは外界からの異物侵入を防ぐ防波堤

鼻水が出る。鼻がつまる。とてもありふれた症状です。冷たい風が吹いてきて鼻水がたらり。ウイルスが侵入して感染し、風邪をひく。風邪のひきはじめはとにかく鼻水が出ます。風邪の治りかけには粘っこい鼻汁がたまります。そして鼻がつまる。

こうしたことは誰もが経験しているし、最終的には治ってしまいますよね。

治ってしまえばいいのです。それは一時的な生理現象ですので心配はいりません。

体が免疫力を発揮して、ウイルスと闘ってくれたのです。治ったのだから自然治癒力がしっかりしている証拠です。

けれども風邪でもないのに鼻水が出て、鼻がつまって苦しいようなら要注意です。風邪が治ったのに、鼻だけがいつまでもグズグズしている。鼻汁がのどの方に下りて行って、のどがイガイガするのも問題です。あるいはくしゃみや鼻水が春や秋の数か月も続いたり、年中続くのも困りものです。

こうした鼻トラブルには、風邪とは違う何らかの病気の可能性が潜んでいます。今は軽くても、じわじわと体を蝕んでいくことが少なくありません。我慢してはいけないし、放置してはいけません。鼻水や鼻づまり、のどのイガイガは、正体をつきとめて、解消しましょう。

鼻やのどは、人間の健康にとってとても大切な臓器です。単なる酸素や食物の取り込み口ではないのです。もちろん酸素や食物を取り込むことは大切ですが、それだけではありません。空気と一緒に侵入してくる細菌やウイルスなどの病原体、あるいは花粉やPM2・5などのアレルゲンや化学物質。こうしたありがたくない外界からの侵入物を真っ先にキャッチする第一の防波堤です。

言うまでもなく鼻とのどは重要な免疫システムです。健康を守り、病気を防ぐ命の砦でもあります。

鼻やのどの不調を放置するとこわい

ところが鼻やのどの不調は「まず命にはかかわらない」からと、治療もそこそこ、おざなりにしている人が多いのではないでしょうか。

たとえば花粉症。今や日本人の３人に１人、おそらくはそれ以上の人がかかっているのに、医療機関を受診する人はごくわずかです。市販薬でやりすごしている人も多いのですが、きちんとケアできている人はあまり多くないようです。

そのうち治るからと放置していると、グズグズの期間が次第に長くなって、スギ花粉だけではなくヒノキやカモガヤにも反応するようになって、気がつくと通年性のアレルギー性鼻炎。そんな人が増えています。

また鼻やのどのトラブルがきっかけになって、命にかかわるような重篤な病気になるケースも決して少なくないのですが、これが案外知られていないようです。

そもそも鼻やのどが果たしている役割は、命を守るために欠かせないものばかり。

そのことをまずご理解いただきたいと思います。

そこでまず鼻という臓器とその働きをご紹介してみましょう。

鼻は安全装置、病気の原因センサー

鼻は顔のほぼ真ん中に峰のように隆起して鎮座し、2つの穴が開いています。この峰は鼻という重要な臓器の働きを助け、守るセーフガードです。その内部は本人には見えないミステリーゾーンになっています。

鼻の役割の基本は、まず空気を取り込むこと。つまり呼吸のスタート地点です。

鼻腔の構造（横顔の断面図）

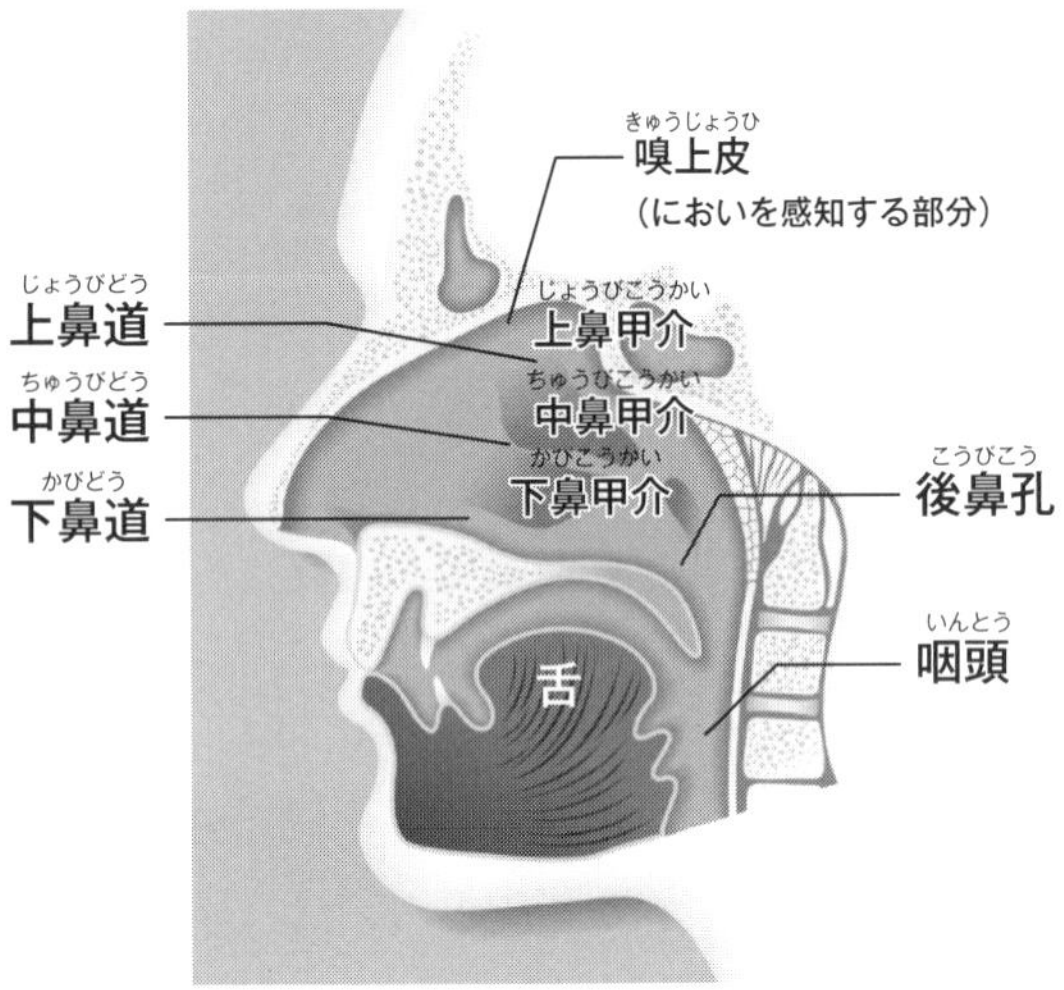

さてその鼻のあたりをスパっとタテに切ると、上のような断面図になります。意外に空洞が大きいことがわかりますね。この図は鼻の左の穴側のものです。試しに鼻の穴に、（清潔な指でそっとやさしく）指を突っ込んでみるとわかりますが、2つの穴の間にはしきり（鼻中隔）があって、右側も同じ構造になっています。

左右の鼻の穴から吸い込まれた空気は左右の鼻腔を通って、一番奥（後鼻腔）で合流します。2つのトンネルが奥で1つになっているというわけです。

鼻毛は抜かないで！

話を鼻の入り口に戻します。

鼻の穴を入ってすぐのトンネルには鼻毛が生えています。この毛は、吸い込んだ空気に含まれるホコリやゴミをキャッチして、体内に入らないようにしてくれるフィルターです。花粉や粉塵などを最初にブロックするのも鼻毛の役目です。

「東京で暮らすと鼻毛が伸びる」という話を聞いたことはありませんか？　東京を都会と言い換えてもいいのですが、都会はクルマが多く、排気ガスによる大気汚染がひどいところです。密集した建物、コンクリートジャングル。空気を浄化する植物がきわめて少ない。

そうした環境で生活していると鼻毛が伸びます。特に仕事で外回りの多い人は、一日中排気ガスを吸うことになるので、これは大変だということで鼻毛がたくさん生えてきます。鼻毛と鼻の粘膜にそうした判断力があるところが、まずすごいですね。

けれども鼻毛というものは、その働きに反してあまりに人気がない。1本でもチョロっと外に顔を出していようものなら、まるでゴキブリか何かのように忌み嫌われ、「みっともない！」として抜いてしまう人が多いようです。最近では脱毛処理をしてくれるサロンで、ブラジリアンワックスを使って全部、根こそぎ抜いてしまう人がいるそうです。

外見を気にする気持ちはわかりますが、抜かないで！。

空気中の異物除去の働きがなくなってしまいますし、抜いた箇所から雑菌が入り込んで炎症を起こす可能性があります。

また花粉のようなある程度大きさのあるものは、まず鼻毛がブロックし、粘膜への接触を防いでくれます。粘膜に花粉が直接くっついてはじめてアレルギー反応が起こるのです。

正確なデータはありませんが、鼻毛がしっかりある人と根こそぎ抜いてしまった人では、花粉症の症状に差が出ると思います。マスクをするかしないか、くらいの違いはあるでしょう。花粉症の人ほど、鼻毛は抜かずにカット処理程度にしてはいかがでしょうか。

鼻腔は粘膜と粘液のミステリーゾーン

鼻毛が長くなって、いえ、鼻毛の話が長くなって失礼しました。さて鼻腔の鼻毛ゾーンのすぐ奥にあるのが鼻粘膜。ここが鼻の有害物処理フィルターの本拠地です。ここには内壁から、鼻甲介《びこうがい》という襞《ひだ》がぶら下がっています。上から上鼻甲介、中鼻甲介、下鼻甲介の3つ。なぜ3枚もあるのかといえば、この襞は粘膜で被われているので、鼻腔内の粘膜の表面積を大きくすることができるからです。トンネル状の鼻粘膜は、上も下も、鼻甲介も、細くて短い線毛《せんもう》がびっしりと生えています。その中には鼻腺《びせん》という蛇口がたくさん存在し、絶えず粘液を分泌し続けています。この粘液には鼻毛がキャッチしそこねたホコリ、花粉、細菌やウイルスなどが絡めとられ、線毛の動きによって奥へ奥へと送られます。運ばれた異物は、のどで痰となって吐き出されたり、胃に送られて殺菌され一貫の終わり。

線毛と粘液は異物を運ぶベルトコンベアー。粘液は、この粘着質のベルトコンベアーによって1分間に約1㎝というゆっくりしたスピードで奥へ運ばれます。1日に分泌される粘液の量は、約1ℓ！　我々の知らないうちに、かなりの量の体液が鼻の中で活用されているようです。

花粉やホコリのような異物は、くしゃみや鼻水によっても外へ排出されます。当たり前ですが、外から侵入してきたものは、できるだけ外へ排出してしまいたい。それができない場合は痰にして吐き出す。どうしてもそれができない場合にだけ、胃で殺菌してしまうというわけです。

鼻水はすすらないで

鼻毛、くしゃみ、鼻水、痰。さらに鼻水が乾燥したものが鼻くそです。これらのものがなぜ存在しているのかといえば、外から侵入してきた異物を何とかして外へ排出しようとしているからです。異物の中には細菌やウイルスのような明らかに有害なものも含まれているので、そうしたものはできるだけ体の中には入れたくない。外に排出したいのです。

ですので「鼻水をすする」という行為はＮＧです。せっかく鼻粘膜が有害物質を絡めとって、排出しやすいように水溶状にして鼻から出そうとしているのです。これをすすって飲み込むというのは、あまりに不衛生です。その鼻水にインフルエンザウイルスがたくさん閉じ込められているかもしれないのに、わざわざ体内に招き寄せるなんて、とんでもない危険行為かもしれませんよ。また「鼻水をすする」ことは、中耳炎の原因にもなります。鼻はすすらず「かむ」。しょっちゅう鼻をすすっている人がいたら、ぜひ「すする」ことの危険性、「かむ」ことの有用性を教えてあげてください。

鼻は空気清浄機・加湿器つき超高機能エアコン

鼻腔には異物排除以外にも、大切な働きがあります。それは鼻腔の粘液や粘膜が、吸い込まれた空気に適度な湿り気と温度を与えること。冷たい乾燥した空気から気道を守っていることです。

乾燥した冷たい空気は、体にとって好ましくありません。気道にとって刺激が強すぎ、粘膜や線毛の働きを低下させてしまいます。冬、風邪やインフルエンザウイルスが流行するのは、病原体が冷たく乾燥した環境を好み、体に侵入しやすいからです。

呼吸によって吸い込まれた空気は、鼻粘膜によって体温とほぼ同じ37℃に温められ、湿度100％の状態になります。気道にとって優しく、細菌やウイルスにとっては苦手な環境を作り出します。

いわば鼻粘膜は、加湿器、空気清浄機付きのエアコンのようなものです。しかも24時間稼働。外気の状態や体の必要性に応じて自動調整してくれます。どれほど優秀な家電メーカーも、これほど高機能のエアコンは作れません。

このように鼻の機能を並べてみると、口呼吸がいかによくないかがわかります。口から吸い込んだ空気は、様々な異物を含んだまま、ほぼダイレクトにのどを通って肺に送り込まれてしまいます。

鼻トラブルを解消して、常に鼻でたっぷり呼吸できるようにすることは、私たちの健康にとって非常に大切であることがわかると思います。

ニオイはなぜ大事？

ここまで鼻腔に備わった色々なしくみと働きをご紹介しましたが、もう1つ大切な機能があります。それは嗅覚。ニオイをキャッチする働きです。

ニオイをキャッチするのは、鼻腔の奥の天井部分。ここにあるのが嗅細胞。空気中にあるニオイの分子をキャッチし、電気信号を脳に送ります。脳はこの情報から即座に「これは○○のニオイ！」と判断します。

ニオイには、パンが焼けるおいしい匂いや麗しいバラの花の匂いなど心地よいニオイもあれば、腐った食べ物や汚れた雑巾などのクサイ、いやな臭いもあります。さらにガスもれや木の焦げる臭いなど危険を知らせる警報的なニオイもあります。

ニオイをキャッチする嗅覚は、視覚や聴覚などと同じく人間の大切な感覚であり、周囲の状況を把握するための重要な感覚です。

味を感じる味覚は、その多くを嗅覚に拠っています。風邪や副鼻腔炎などでニオイがわからないと同時に味がわからなくなるという経験は、誰もがしていると思います。味だけではありません。万一「ニオイがわからない」ということになれば、我々は自分が置かれた状況、環境を確実につかむことができなくなります。腐った食べ物に気づかずに食べてしまったり、危険なガスや家が燃えるニオイがわからず、命を落としてしまうかもしれません。嗅覚は、危険を回避し、生命を維持するために大切な感覚です。

逆に言えば、ニオイがわからない、嗅覚に異常があるとなれば、何らかの病気、特に脳の病気、例えば最近話題になることが多い認知症などの可能性が出てきます。

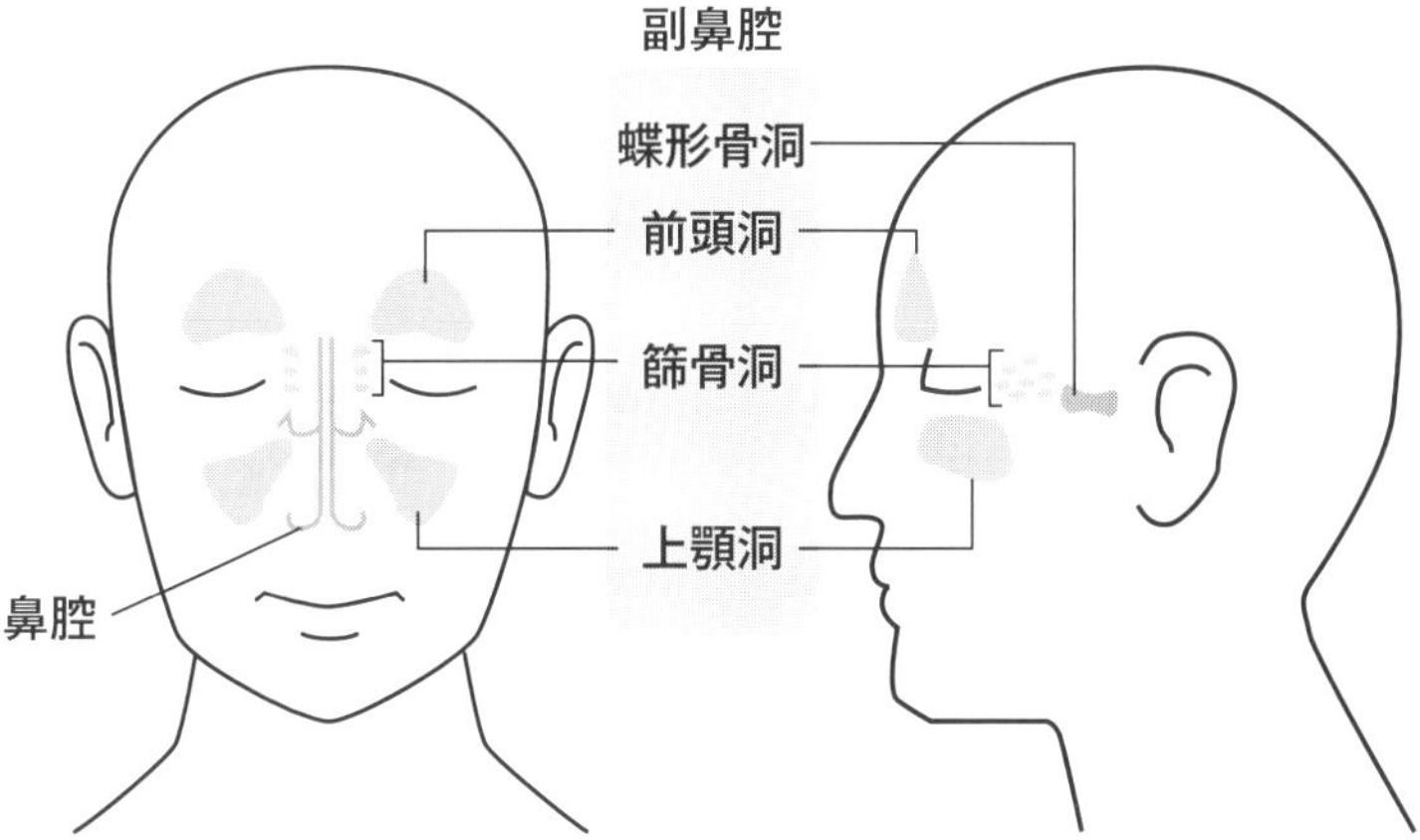

鼻腔、鼻の周りはあなだらけ？

鼻の周辺には、いろいろな形の空洞が鼻腔を取り囲むように存在しています。図にするとこんな感じ。

図のように両目の下、鼻の両側にある上《じょう》顎《がく》洞《どう》、目と目の間、その奥に伸びる篩骨洞《しこつどう》、眉間の裏の前頭洞《ぜんとうどう》、その奥にある蝶形骨洞《ちょうけいこつどう》。これらを総称して副鼻腔といいます。

これら副鼻腔の4種類（左右にあるので8箇所）の空洞の内側は、鼻粘膜同様の粘膜とそこに密集する線毛で被われています。これらをつなぐ鼻腔と、自然口と呼ばれる細い空洞もあります。

ここでは鼻の粘膜同様、紛れ込んできたゴミや細菌、ウイルスなどをとらえて排出しています。

ただ、なぜこんなに空洞があるのかは、はっきりわかっていません。空洞があることで頭部が軽くなって首の負担を減らせる。あるいは大きな衝撃が加わった時の緩衝材になって、脳への衝撃を軽くするためではないか。あるいは声を反響させるためではないか、などと考えられています。

ここまでご説明した役割をまとめると、大きく分けて鼻には次の４つの働きがあることがわかります。

①安全に空気（酸素）を取り込む（二酸化炭素を吐き出す）。
②吸い込む空気の加湿、加温
③細菌やウイルスなど有害物を排除する
④ニオイをキャッチする

繰り返すと、以上の働きはどれも生命維持にとって欠くべからざる重要なものばかりです。

鼻と口はのどにつながっているが…

まず鼻腔のどんづまり、終点はのどの一番上につながっています。ここが上咽頭といいます。上咽頭は本人が直接見ることはできません。

上咽頭の下が中咽頭。口をアーンと開けて鏡を見ると目視できます。のどちんこの向こうの壁になっているのがこの中咽頭です。ここで鼻から入ってきた空気と、口から入って来た食物が合流します。

すぐその下が下咽頭で、その下が食道です。

一方、中咽頭から気管につながる空気の通り道にあるのが喉頭《こうとう》。のど仏の奥のあたりで、声帯もここにあります。

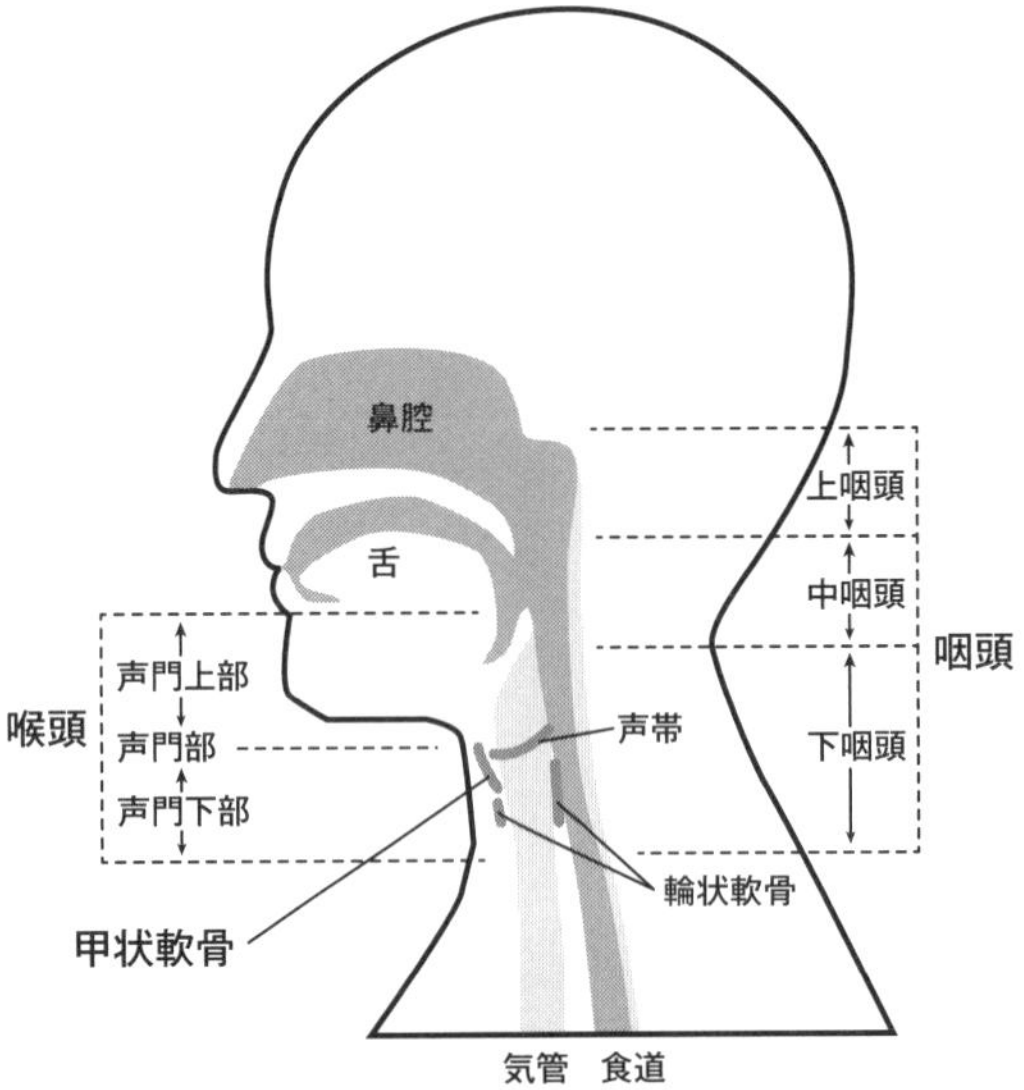

咽頭と喉頭は混同されがちで、「どっちが前側で、どっちが背中側?」という人が多いと思います。のどといえば首の中心に一本の空洞というか管《くだ》があって、途中から食道と肺に分かれていると思っている人が多いのではないでしょうか。実際は共有部分は中咽頭だけで、その前後は明確に分かれているんですね。

本書は耳鼻咽喉科の領域の健康についてご紹介しているので、消化器関連のお話は割愛しますが、中咽頭では口から入ったものと鼻から入ったものは一緒になります。

さらにここからは咽頭について詳しく

述べたいと思います。

咽頭に免疫細胞が集結する理由

上咽頭は、前述のように鼻腔の終点です。左右の鼻の穴から吸い込んだ空気は、上咽頭で合流します。空気の中には細菌やウイルス、ほこりや花粉などが含まれており、のどの構造から言って、この上咽頭にぶつかってへばりつきやすいことがわかります。

図を見ただけではわかりませんが、一見同じに見える上、中、下の咽頭の中で、上咽頭だけが空気専用の通路になっています。なのでその表面は鼻腔と同じ線毛上皮でできています。上咽頭は、中咽頭や下咽頭とは少し違う働きを担っているのです。

一方中咽頭、下咽頭は、口から入ってくる飲食物の熱や刺激に耐えるために、平らで頑丈な扁平上皮に覆われています。

上咽頭の線毛上皮には、吸い込んだ空気に紛れ込んだ細菌やウイルス、あるいはホコリや花粉に対応すべく免疫細胞が集結していて、鼻から侵入してきたこれらの異物を捕まえて退治しようと待ち構えています。これは免疫反応なので、常時軽い炎症が起きているといっても過言ではありません。

『病気が治る鼻うがい健康法』の著者で腎臓内科医でもある堀田修氏は、咽頭の働きについて、自著『つらい不調が続いたら慢性上咽頭炎を治しなさい』（あさ出版刊）で次のように解説しています。

「上咽頭を綿棒で擦過すると健常人でも多数のリンパ球が採取され、その性質を調べてみると活性化された状態のリンパ球であることがわかります。つまり、上咽頭のリンパ球は健康な人でも戦闘準備状態にあり、細菌やウイルスなどの病原体が侵入するとすぐに戦闘に突入できるようになっているのです。」

咽頭には他にも扁桃というリンパ組織が存在します。（扁桃とは俗にいう扁桃腺ですが、何かを分泌する腺はここには存在しないので、正しくは「扁桃」です）

のどは常に軽い炎症が起きている

のどには、主にのどチンコの両側にある口蓋扁桃（いわゆる扁桃腺）、舌の奥にある舌扁桃、上咽頭にある咽頭扁桃の３つがあります。扁桃はリンパ組織なので、そこには免疫細胞であるリンパ球が集まり、常に外敵と闘っているのです。

つまり咽頭は、多数の免疫細胞が集結し、外敵と闘う戦場のような場所です。裏を返せば、常に臨戦態勢、砲弾の飛び交う危険地帯です。そのため前述のように、咽頭には常に軽い炎症が起きており、時に炎上し、腫れや痛みが起こるわけです。

では実際に、鼻やのど周辺にはどんな不調や病気があるのでしょうか。次章から見ていきましょう。

第2章　鼻のトラブル

副鼻腔炎（急性、慢性、アレルギー性）

激減、昭和の子どもの蓄膿症

副鼻腔炎は、文字通り副鼻腔に炎症が起こる病気。31ページで図解したように、副鼻腔とは1箇所のことではなく、上顎洞《じょうがくどう》、目と目の間、その奥に伸びる篩骨洞《しこつどう》、眉間の裏の前頭洞《ぜんとうどう》、その奥にある蝶形骨洞《ちょうけいこつどう》の4種類（左右にあるので4×2で8箇所）があり、これらのいくつかの粘膜に炎症が起こっています。

炎症は一番大きな上顎洞で起こることが多いのですが、他の副鼻腔でも起こり、複数個所に及ぶことが少なくありません。

この病気は昔、蓄膿症と呼ばれていました。戦後の、昭和の、まだ日本が貧しかった頃、幼い子どもはよく青っぱなを垂らしていました。この青っぱなが蓄膿症。〝青っぱな〟とは、副鼻腔にたまった黄色っぽい、緑っぽい膿の混じった鼻汁です。昔は日本人全体の栄養状態が悪く、栄養バランス、などといった考え方もありませんでした。子だくさんで、風邪をひいても自然に治り、悪く言えばほったらかしだったので、鼻炎が慢性化して蓄膿症の子どもが多かったと言われています。

最近は医療の進歩で風邪や鼻炎はすぐ治してしまうので、青っぱなを垂らした昭和の子どもなんて、ほとんどお目にかかれません。蓄膿症というような症状は激減しています。

ＣＴなどの画像診断でも、蓄膿症、つまり膿がたまっている状態自体が減っているようです。そこで最近は、副鼻腔に炎症が起こっていることから副鼻腔炎、と呼ばれるようになりました。

鼻づまりや頭重感はこうして起こる

話が前後しますが、副鼻腔炎は、文字通り鼻腔に炎症が起こり、粘膜が腫れ、副鼻腔に炎症と腫れが広がった状態です。

鼻腔と副鼻腔の間には狭い通路である自然口がありますが、ここが腫れて塞がってしまうので、副鼻腔内の換気やたまった分泌物が排出できなくなります。細菌感染も起こりやすくなります。そのため頭が重い（頭重感）、頭痛などが起こります。

鼻腔そのものも腫れて狭くなっているので、いつまでも鼻づまりが治りません。鼻腔の天井部分の嗅覚を司る部分も同様で、ニオイがわからない、味がわからない（味覚障害）といった症状も起こります。

昔とは違う（新型）副鼻腔炎も。急性副鼻腔炎と慢性副鼻腔炎

副鼻腔に炎症が起こる副鼻腔炎。その原因は色々であり、症状も複雑です。最も一般的なのが、風邪などによって鼻腔に炎症が起こり、それが副鼻腔に広がって発症するタイプ。このタイプは早い時期に医療機関を受診すれば、大抵は抗生物質の服用であっさり治る事が多いものです。急性副鼻腔炎と診断されます。

しかし炎症がいつまでも治まらず、慢性化する場合もあります。抗生物質が効かず、3か月以上治らないケースがあります。そうなると慢性副鼻腔炎です。

副鼻腔と鼻腔を結ぶ通り道が塞がったままなので、内部にたまった細菌やウイルス、粘膜の分泌物がいつまでも排出されません。炎症を起こす原因物質がたまったままなので、症状は悪化し、慢性化し、治療も難しくなります。

耳鼻咽頭科の病気という意味では、副鼻腔炎自体は減少してきたと報じられています。

しかし本書の監修者である北西剛医学博士（きたにし耳鼻咽喉科院長）によると、必ずし

もそうではないようです。

従来型の、副鼻腔に膿がたまって黄色い鼻水が出るような副鼻腔炎は確かに減ってきたようです。一方、慢性化し、原因や症状が複雑化し、治りにくい副鼻腔炎、特にアレルギーと関連のある慢性副鼻腔炎は、むしろ増えているとのことです。

近年、アレルギー性疾患は非常に増えています。耳鼻咽喉科のアレルギーの病気は花粉症をはじめ象徴的とも言っていいかもしれません。

副鼻腔炎も現代型、新型になり、重症化しているようです。どんな病状なのかをしっかり把握して、丁寧に治していく時代になったようです。

治りにくい副鼻腔炎は上顎洞がんに注意

副鼻腔炎、特に慢性化した副鼻腔炎が、治療を続けてもなかなか治らない場合、上顎洞がんの可能性を考えていただきたいと思います。

副鼻腔炎と上顎洞がんの関係については、耳鼻咽喉科の専門家の間ではよく知られています。上顎洞がんの患者の多くが慢性の副鼻腔炎を合併していることから、その因果関係が考えられてきました。

上顎洞がんとは、4つある副鼻腔のうち最も大きな空洞である上顎洞、頬骨の下あたりの空洞に発生するがんです。多くは扁平上皮がん（食道など内部が空洞になっている臓器の内側の表面粘膜組織から発生するがん）です。具体的な発生のメカニズムはよくわかっていませんが、同じ部位に長期間炎症が続く、ウイルスや細菌の感染が多いといった状況は、副鼻腔にかかわらず全身どこの臓器においても、がんが発生しやすい環境と言えます。

多くのがんがそうであるように、上顎洞がんも初期にはほとんど症状がありません。がんが上顎洞内に留まっているうちは、まず自覚症状はないようです。

はじめは粘っこい鼻汁、後鼻漏、鼻づまりなど副鼻腔炎に似た症状があり、次第に頬の腫れや痛み、しびれ、鼻血、口が開けにくいなどが見られます。こうした副鼻腔炎だけでは説明できない症状が現れるのは、がんが進行してステージⅢくらいになってからです。

患者の多くは、鼻づまりや鼻汁があっても副鼻腔炎だと思っており、まさかがんだとは考えません。耳鼻科を受診しても、やはり副鼻腔炎と診断され、見落とされることが少なくないようです。こうしたことから発見が遅れがちです。

進歩した治療法、ただし進行するとこわい

以前は上顎洞がんということになると、手術で頭がい骨をかなり削る方法が主であり、顔が大きく変形してしまうリスクがありました。近年は進歩した化学療法、放射線療法の導入により、術後の外見の問題はかなり解消されたとされています。

上顎洞がんのこわいところは、やはり頭頸部でがんが進行することです。眼の方に進行すると視力障害や眼球突出、脳に進行すると様々な感覚障害が発生します。ヒトの感覚器官が集中し、なおかつ顔という外見に関わる部位のがんであることが、治療

上の難しい点です。

上顎洞がん自体は、決して発生数が多いがんではありません。胃がんや肺がん、乳がんなどに比べれば、患者数は確かに少ないようです。

ただ患者数が少ないということは、裏を返せば、わかりにくい、気に留めにくいがんであるということです。がん検診もなく、早期発見が難しく、自覚症状が現れる頃にはかなり進行しているケースが多いわけです。周辺臓器への転移も、場所が場所だけに深刻なものが多くなります。

インターネットでこの病気の患者自身が書いているブログを見ると、ほとんどの人がかなり進行してから発見されたとあります。2019年1月に亡くなった作家の橋本治さんもこの病気の治療中でしたが、発見時ステージⅣでした。患者数が少ないということは安心材料ではなく、万一かかった場合非常に厳しい病状になるということです。

上顎洞がんは決して頻度の高いがんではありません。あまり心配しすぎるのもよくありませんが、慢性化し治療してもなかなか治らない副鼻腔炎、あるいは長く放置している副鼻腔炎があるという人は覚えておいていただきたいと思います。

不快な後鼻漏

副鼻腔炎の症状の中で、鼻汁が鼻ではなくのどに流れることを後鼻漏と言います。鼻の奥はのどにつながっているので、鼻汁がのどに流れるのはよくある生理現象です。誰でも起こり、健康な鼻の持ち主でもよくあることです。

けれども副鼻腔炎の鼻汁はねばっこくのどにへばりつき、ゴホンゴホンと咳払いで吐き出そうとしてもなかなか出てきません。量が多い、何度も夜間にも起きるとなれば大変不快です。

痰や咳、口臭の原因にもなるので、ことは体の健康だけの問題ではありません。周囲の人の視線も気になります。

また何より考えていただきたいのは、こうした鼻汁は細菌やウイルスを含み、のどや気管に感染や炎症を広げる可能性があることです。

鼻汁はできるだけ鼻から出してしまった方がいいし、それ以前に放置するのはよくないのです。鼻トラブルの改善と同様に、解消してしまいましょう。

後鼻漏は副鼻腔炎だけでなく、アレルギー性鼻炎や上咽頭炎が原因になることもありますので、それらのページも参考にしてください。

鼻茸

慢性化した副鼻腔炎などによって、鼻の内部も変化することがあります。その代表が副鼻腔から鼻腔へ飛び出してくるポリープです。まるでキノコが生えているように見えることから鼻茸と呼ばれています。

ポリープといっても胃や腸にできるものと違って、がん化することは少ないと言われています。ただし生検を行って性質を調べることがあります。

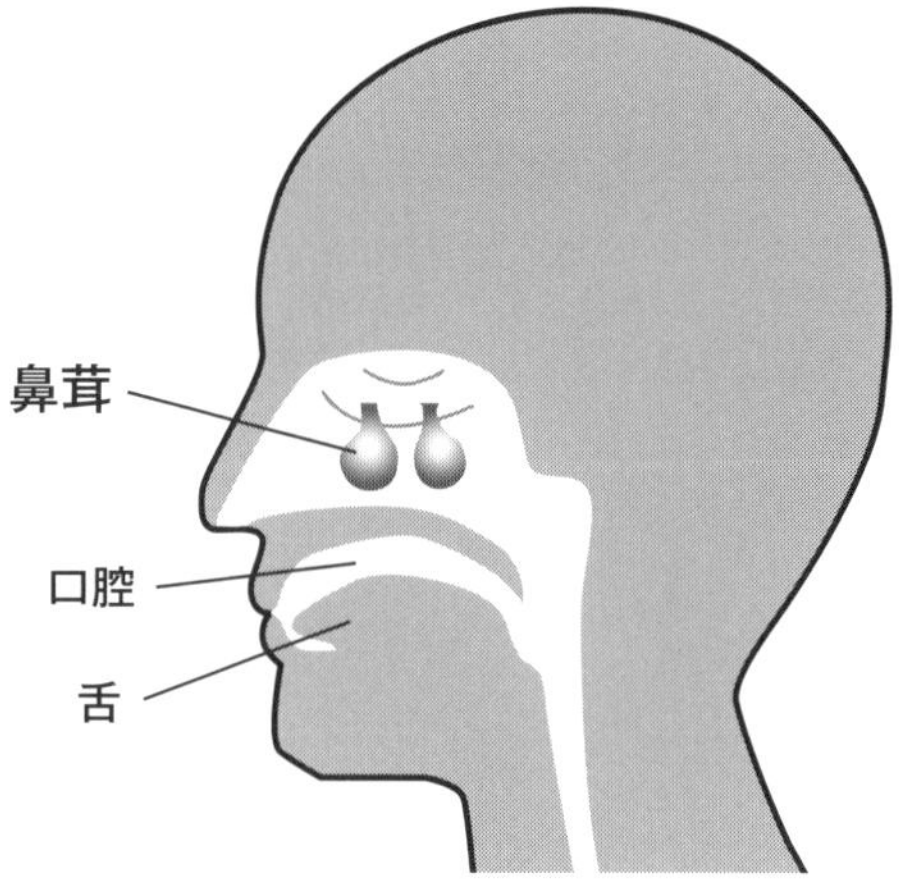

鼻茸は1つのことも複数個のこともあり、10個以上できることもあります。大きさによっては鼻腔をふさいで鼻づまりの原因になる、ニオイを感じにくい、頭痛や頭重感など物理的な問題を生じます。鼻茸自体には痛みやかゆみなどはありません。
手術してとっても再発しやすいのが問題で、特に後述する好酸球性副鼻腔炎の特徴でもあります。

免疫力の低下が招く？副鼻腔真菌症

副鼻腔炎のはじまりは細菌感染による場合が多いのですが、細菌の中にはアスペルギルスなどの真菌

(他にカンジダ、ムコール等)によって、より重症の副鼻腔真菌症になることがあります。

真菌とはようするにカビであり、通常は鼻の内部で繁殖することはないとされています。しかしがんや糖尿病、自己免疫疾患、及びその治療、あるいは抗生物質による治療を不適切に続けるなどして免疫力が低下している時に、この病気にかかることがあります。稀に健康な人もかかります。他にも真菌に対してアレルギー反応を起こして炎症が起きている場合もあります。

症状は、左右どちらかの鼻からねばっこい鼻汁が出る、鼻汁が臭い、鼻の根元の痛みや出血などがあります。最も真菌の繁殖が著しいのは上顎洞です。

稀にですが細菌が副鼻腔の周囲の骨を破壊し、病巣が眼や脳に広がる場合があります。そうなると場所が場所だけに、病気としても大変深刻です。

またこの病気は、いったん治まったかに見えても繰り返すことがあるので、早期治療が重要です。

副鼻腔真菌症の検査と治療

真菌症といっても、抗真菌薬はあまり使われません。真っ先に行われるのは真菌が広がっている副鼻腔、例えば上顎洞であれば上顎洞を洗浄して真菌を洗い流します。それだけで治らない場合は、内視鏡手術で真菌の塊を取り除きます。とにかく取り除く、除去することが治療の基本とされます。

真菌が骨を破壊して周囲の眼や脳に浸潤している場合、やはり洗浄をしっかりと行った後、抗真菌薬の全身投与を行います。患部に対してというよりは、真菌がこれ以上広がらないようにするわけです。

アレルギー性の真菌症の場合は治療法が異なり、手術で病巣を取り除いたり、ステロイド剤を用いて真菌に対する体の免疫反応を抑えたりします。他にも抗アレルギー剤や抗真菌薬などを使って真菌の勢いを抑え込みます。

アレルギー性の真菌性副鼻腔炎は、次に述べる好酸球性副鼻腔炎と見分けがつきにくい病気です。どちらも患部にポリープができ、好酸球がたくさん集まっています。

ただ好酸球性副鼻腔炎は症状が両方の鼻で起こることが多いのに対し、アレルギー性真菌性副鼻腔炎は片方のこともあるなどの違いがあります。専門医には、そこを見極めて治療をしてもらわなければなりません。

副鼻腔真菌症は好酸球性副鼻腔炎同様、再発しやすく治りにくいという点も共通項ですね。

増えている難治性疾患、好酸球性副鼻腔炎

近年増えている鼻トラブルの1つに好酸球性副鼻腔炎があります。この名称は初耳の方が多いと思いますが、鼻トラブルの中でもかなり重篤な病気だと言えるでしょう。この病気は免疫細胞が関わっているため、アレルギーに関係があると考えられていますが、はっきりした原因や発症のメカニズムはわかっていません。また矛盾するようですが、アレルギー性鼻炎の人に特に多いわけではありません。

特徴は、副鼻腔において過剰な免疫反応ともいえる好酸球の異常な増加がみられることです。

好酸球とは免疫細胞の一種。アレルギー疾患があると増加します。その好酸球が、どういうわけか副鼻腔の粘膜に集結して粘膜に炎症を起こすのが好酸球性副鼻腔炎です。

症状はねばっこい鼻汁、ひどい鼻づまり、ニオイがわからない、ひいては味もわからないなど。鼻づまりくらい、と思ったら大間違いで、口だけでは呼吸はかなり苦しくなります。口呼吸を続けているとのどに細菌がつきやすく、気道に炎症を起こしやすくなります。しかし好酸球性副鼻腔炎は細菌が主な原因ではないので、抗生物質は効きません。

さらに特徴的なのは、鼻の奥に前述のポリープ（鼻茸）ができること。大量にできて鼻からあふれるほどになる場合があります。手術でとってもすぐまたできてしまい、大変やっかいです。

もう1つの特徴は、合併症として気管支喘息を伴う場合が多いこと。この病気の患者の3割が該当すると言われ、鼻づまりによる口呼吸が喘息発作の引き金になります。同様に好酸球が増加する好酸球性中耳炎も併発することがあります。いずれも治りにくく難しい病気です。

副鼻腔炎の分類と相関関係

副鼻腔炎という名称からは、〝副鼻腔という場所の病気〟という印象があります。けれども実際は鼻、のど、耳まで、つまり耳、鼻、咽喉のいずれかが、互いに関わり合って起こる現象です。最もシンプルな急性副鼻腔炎であっても、そのはじまりは上気道炎、つまりウイルスや細菌の感染による風邪がきっかけです。

急性副鼻腔炎が長引き、粘膜の炎症やむくみがなかなか治らないと、線毛の働きが低下してしまいます。するとただでさえ狭い鼻腔への通路・自然口が詰まり、副鼻腔内の分泌物がなかなか排出されなくなってしまいます。こうして慢性副鼻腔炎になる

慢性副鼻腔炎の新規分類と罹患患者数

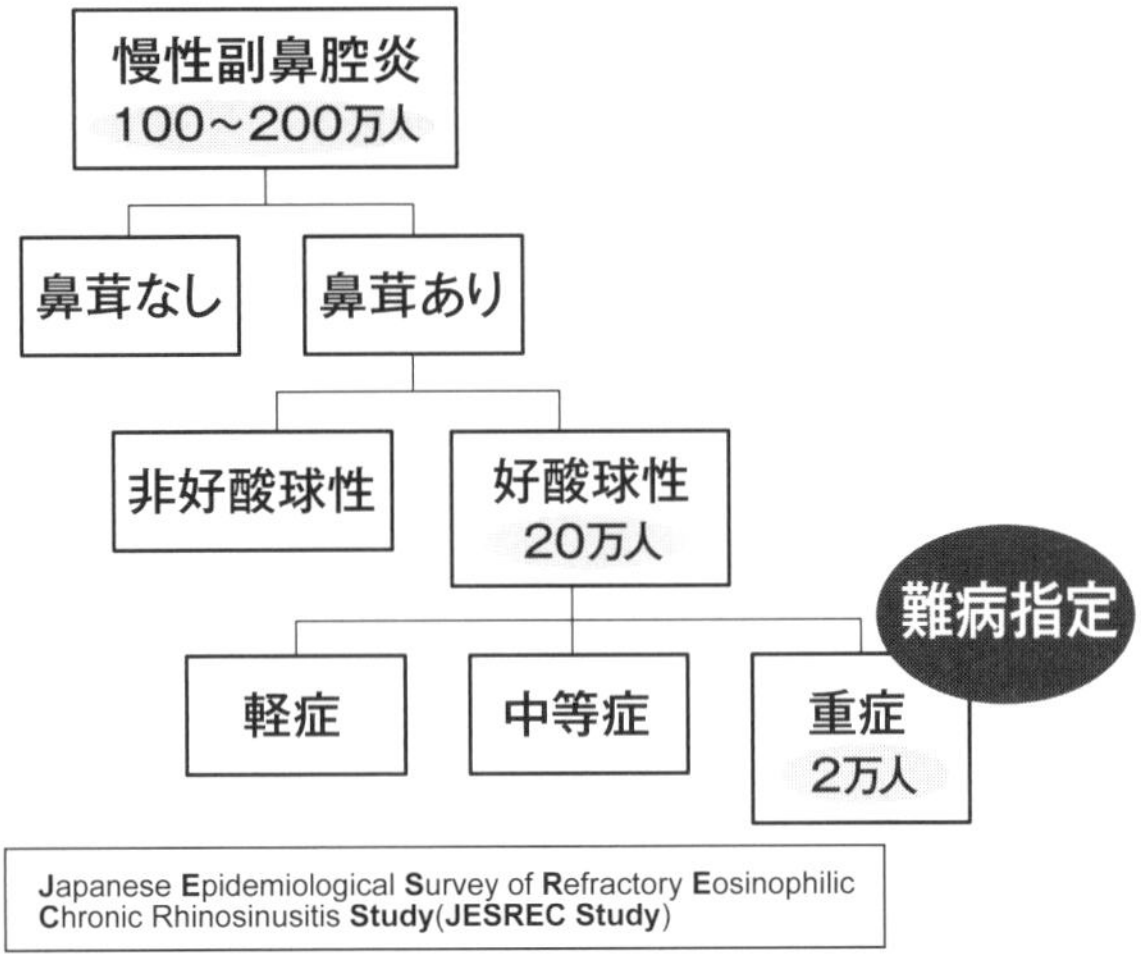

Japanese Epidemiological Survey of Refractory Eosinophilic Chronic Rhinosinusitis Study(JESREC Study)

とますます治りが悪くなり、いつまでも炎症が続いたり、再発を繰り返すようになるわけです。

慢性副鼻腔炎の患者は１００万～２００万人と推定され、そのうち鼻茸（鼻のポリープ）の治りが悪い好酸球性副鼻腔炎の患者は20万人。その20万人のうち重症で難病指定される患者は２万人に上ります。

一口に副鼻腔炎といっても病態は様々。中には治りにくく難病というカテゴリーに入るもの、上顎洞がんに関係するものなど重篤な場合もあることを多くの人に知っておいていただきたいと思います。

副鼻腔炎、放置するとこわいこれだけのこと

副鼻腔炎を長く患うと、上顎洞がんのリスクが高まることは既に述べました。他にも様々な合併症が起こりうるので、ご紹介しておきましょう。

まず鼻とのどはつながっていることから、上咽頭炎、気管支炎、扁桃炎などになりやすくなります。特に鼻づまりが原因で口呼吸が常態化すると、咽頭や扁桃などののどの方に負担がかかります。本来鼻でくい止めるべき細菌やウイルスなどの病原体、花粉や粉塵などの有害な異物が、ダイレクトにのどにぶつかり、肺に吸い込まれてしまいます。気管支喘息も発作を起こしやすくなります。

副鼻腔は後ろに脳、上に眼、左右に耳があり、みな神経や管で密接につながっています。また間を隔てるのは薄い骨だけです。副鼻腔で起こる炎症が周囲に広がると、まず怖いのが脳膿瘍《のうのうよう》や髄膜炎など脳への影響です。眼の奥に膿がたまる眼窩内膿瘍や視神経炎なども起こることがあります。中耳炎も併発することがあります。

従って副鼻腔炎は、大した病気じゃないから、と軽視してロクに治療せずにいると、

あとあと大変面倒なことになります。急性副鼻腔炎のうちにしっかり治して、慢性化したり合併症を起こさないようにしたいものです。

急性・慢性副鼻腔炎の検査と治療

多くは風邪をひいた後に、鼻づまりがいつまでも治らない、頭が重い、頭痛、鼻汁がのどに流れる（後鼻漏）といった症状が続くことで受診するケースが多いようです。

耳鼻咽喉科では、前述のような自覚症状をもとに、まず鼻の中をよく観察します。鼻から内視鏡を入れてポリープの有無や炎症の様子を観察したり、またレントゲン検査、CT検査など内視鏡では見えない箇所を調べます。血液検査で炎症の状態をみることもあります。

副鼻腔炎でも、症状が出て間もない場合は急性副鼻腔炎となり、細菌を殺す抗生剤や点鼻薬を処方されます。

副鼻腔炎の症状が長く続いてなかなか治らない場合は、慢性副鼻腔炎と診断されます。大体3か月を過ぎると慢性副鼻腔炎と診断され、治療は長くかかることが多いです。

内視鏡検査の際に副鼻腔にたまった分泌物を採取し、細菌のタイプを特定する場合もあります。原因となっている細菌がわかれば、効果的な抗生剤が選べます。

今日、副鼻腔炎によく使用されているのはマクロライド系抗生剤です。慢性副鼻腔炎の場合、通常より少ない量（通常の1/2〜1/4）を長期にわたって投与する治療法（少量長期投与療法）が行われます。抗生剤の投与は、通常最大でも2週間までですが、少量投与の場合はそれより長くなります。それは抗生剤によって単純に細菌を殺すのではなく、この抗生剤が持つ免疫細胞を活発にする機能や炎症を抑える働きを期待してのことです。

もし慢性副鼻腔炎と診断され、「なんだか何か月も通わされていて、保険の点数かせぎじゃないの？」と思っても、そうではないことをご理解ください。決して漫然と長期通院させているわけではありません。

また鼻汁の吸引や生理食塩水による鼻腔洗浄も効果的です。

他にも症状によって、鼻汁を柔らかくして出しやすくする薬や、線毛の働きをよくする薬などもあります。

副鼻腔炎の漢方治療

今日、多くの医療機関で漢方薬が使われるようになっています。漢方薬には西洋薬の弱点を補ったり、西洋薬にはない働きがあるなどして、大変重宝されるようになりました。特に長く治療を行う必要のある慢性疾患では、患者の体質に合わせて選べ、副作用もそれほど強くない（ゼロではない）漢方薬が評価を高めています。

ただ漢方薬は、本来、患者の体質（性質、体格、体力など。これを「証」といいます）や具体的な症状を把握した上で処方されるものです。「慢性副鼻腔炎だから〇〇」というように、誰にでも同じ薬を使って同じ効果が得られるわけではありません。

今日、ドラッグストアやネット販売で、誰でも漢方薬が手に入るようになりました。けれども、できるだけ漢方に通じた医師に「証」を見てもらって、自分に最適の漢方薬を処方してもらった方がいいのは言うまでもありません。漢方薬は大体、保険適用になっているので、薬代も医療機関で処方してもらった方が安いと思います。治療に要する時間や医療費全体を考えても同様です。

ここで漢方について、一般的にあまり知られていない特徴をご紹介しておきます。本書の監修者である北西剛博士の著書『意外な病気　治せる病気』（現代書林）からご紹介します。それは「同病異治」、同じ病気でも治し方が異なる。「異病同治」、異なる病気でも同じ治し方がある、というものです。これは患者一人ひとりの「証」が違うことから、同じ病気でも人によって薬が違うということ。どんな成分がどのように効くか、が一人ひとり違うということです。

これは漢方薬の効果や魅力を体験した人ならわかりますが、実は合理的で効率的な治療法だったりします。

副鼻腔炎、アレルギー性鼻炎の症状とタイプ別漢方薬

今日、漢方薬はそれほど特殊なものでなく、西洋医学の薬も含めて選択肢が広くなった、と理解すればいいと思います。症状を止めるだけでよい、既存の西洋薬で充分である場合、そうした薬で様子を見ればいいのです。

ちなみに漢方薬は長期間飲まなければ効かない、と思っている人がいますが、そんなことはありません。

これも前述の北西博士の本からの引用ですが、漢方薬には「本治《ほんち》」、「標治《ひょうち》」があります。簡単に説明すると前者は根治療法、後者は対症療法という感じです。じっくり長期的に飲んで根本的に治す薬もあれば、今困っている症状を即効で治す薬もあります。

例えば花粉症のくしゃみや鼻水によいのが有名な「小青竜湯《しょうせいりゅうとう》」、鼻づまりを解消するのが「葛根湯加川芎辛夷《かっこんとうかせんきゅうしんい》」。これらの薬は、症状を解消してくれる薬というわけです。ただしこれだけで、患者のアレルギー体質を変える根治療法の薬とまでは言えません。

副鼻腔炎の場合は、ねばっこい鼻汁を出しやすくして鼻づまりを解消する「辛夷清《しんいせい》

肺湯《はいとう》」や、慢性の炎症をしずめてくれる「荊芥連翹湯《けいがいれんぎょうとう》」などが症状を緩和する漢方薬です。

ただ繰り返しますが、漢方薬には、体質に合うか、その人の症状に合うかがカギになり、様子を見ながら変えていくことも多いものです。

好酸球性副鼻腔炎の検査と治療

好酸球性副鼻腔炎の自覚症状としては、既に述べたようにねばっこい鼻汁、鼻づまり、後鼻漏、頭重感、頬の痛みなどがあります。いずれの症状もかなり強く、本人はかなりつらい状態になります。また片方でなく両方の鼻で起きるのが特徴です。

内視鏡でみるとポリープ（鼻茸）が確認できます。血液検査では血中の好酸球5％以上。CTで見ると、上顎洞《じょうがくどう》よりも篩骨洞《しこつどう》の方に炎症が強いこと。ニオイがわからないといった症状があること。以上のような要素が揃うと好酸球性副鼻腔炎と診断されます。

好酸球性副鼻腔炎の治療で有効なのはステロイドの内服薬です。抗生剤は効きません。

鼻のポリープは手術で切除すればいったんは鼻づまりが解消して楽になりますが、じきに再発してしまいます。けれども放置すると鼻腔いっぱいになってしまうので、場合により切除を繰り返すことになります。

内視鏡での手術ですが、すぐ近くに眼や脳があるので簡単なものではありません。数日入院して手術を受ける人が多いようです。鼻の手術はデリケートです。手術を繰り返すとしても、なるべくポリープが小さいうちにとった方が負担も少なく、本人のQOL（生活の質）もよいと言えるでしょう。

西洋薬は基本的にステロイドの内服薬が中心になるので、これをずっと継続することはできません。副作用の問題があるので、休薬したり再開したりを繰り返すことになるようです。

ただし選択肢として漢方薬があるので、試してみる価値はあります。自己判断ではなく、漢方薬に詳しい医師にきちんと診断を受け、自分の証に合った漢方薬を処方してもらうとよいでしょう。

好酸球性副鼻腔炎は、完治の難しい病気です。けれども漢方薬や、本書の後半でご紹介する食事療法やサプリメントなどを組み合わせることで、上手にコントロールできるようになる可能性があります。

ネーザルサイクル 片方の鼻は常につまり気味？

多少余談になりますが、鼻の左右についてご紹介したい話があります。

前述の好酸球性副鼻腔炎の各症状に「両方の鼻で起こる」という特徴があります。なぜ両鼻で起きるのか、そもそもなぜそれが特徴なのでしょうか。

鼻には左右2つの穴とそれに続く左右の鼻腔があり、健康な状態でも左右どちらかが多少つまっているものです。なので病気もどちらか片方で起きることが珍しくありません。一般的な副鼻腔炎は、実際に左右どちらかで起きることがよくあります。けれども好酸球性副鼻腔炎は両方の鼻で起きるので、それが特徴的なのです。

繰り返すと鼻という臓器は、健康な人でもいつも左右どちらかが少しつまっています。1時間〜3時間ほどすると今度はもう一方がつまり、それまでつまっていた方がすーっと通るようになります。平たく言うと、鼻づまりは1日中、左右交代で起きています。左右の鼻の粘膜が、代わりばんこに腫れたり解消したりを繰り返しているわけです。これをネーザルサイクルと言い、自然な生理現象です。

ただこの片方の鼻づまりは、本人が意識しなければ気がつかない程度のものです。「鼻の片方がつまって苦しい!」というほどではありません。もし苦しいほど鼻がつまるのであればそれは病的な現象で、鼻のどこかが不調であることを示しています。

なぜ鼻づまりが左右交代で起きるのかは、はっきりわかっていないようです。

人間の臓器は、眼や耳、手、足、あるいは肺、腎臓など左右1つずつ計2個あるものがいくつかあります。それには2つある方が都合がよい。例えば眼なら左右で遠近感がわかる。耳は左右あるので広い範囲の音が聞ける。そして一方がケガや病気で使えなくなっても、もう片方が代わりになるからと考えられています。

鼻もやはり「鼻の穴や鼻腔が2つずつある方が都合がいいから」なのでしょうが、奥でつながっています。より具体的な理由は、まだよくわからないようです。

アレルギー性鼻炎

日本人の6割以上？　増え続ける国民病

厚生労働省の患者調査によると、日本人の2人に1人が何らかのアレルギー疾患にかかっています。中でもアレルギー性鼻炎は患者数が最も多く、年々増加し続けています。

中でも花粉症は最大勢力であり、発表では日本人の4人に1人とも3人に1人とも言われています。

でも4人に1人、3人に1人というと、多くの人は「そんなものかな」と思うのではないでしょうか。花粉症ではない人の方が圧倒的に多いことになります。実際はもっと多いはずです。

というのも「4人に1人～」というデータは厚労省や医療機関が把握している数字であり、確定した数字です。実際は花粉症でも医療機関に行かずに、市販の薬でしのいでいる患者がたくさんいるではありませんか。それどころか、ほとんど放置してシーズンを過ごしている人もいますよね。特に忙しい人、症状がそれほどひどくない人は、わざわざ混んでいる医療機関には行かないと思います。

さて「花粉症」なので原因物質は花粉。特に春先のスギ花粉をアレルゲンとする患者は、2人に1人以上というデータがあります。

花粉情報も行っている日本最大の民間気象情報会社ウェザーニュースが行った聞き取り調査によると、「花粉症の自覚がある」と答えた人は58％！　約6割に達しました。毎年春になると6割の日本人が「明日の花粉飛散情報」に一喜一憂してはマスクや薬を用意し、くしゃみ、鼻水、鼻づまりに苦しみつつ数か月間生活しているわけです。

この調査の対象になったのは9361人、ざっと1万人です。2019年3月に調査が行われているので、新しい情報ですね。

花粉症の治療費は国に払ってほしい

ウェザーニュースの発表では、日本で一番患者が多いのは山梨県でした。花粉症の自覚がある人は回答者の77%、8割近い！　この数字はリアリティがあると思います。2位群馬県69%、3位静岡県67%、4位埼玉県65%、5位東京都64%。以上が日本の花粉症地域ベスト5です。

関東に集中しているのは、調査したのがスギ花粉の飛散時期だったからのようです。スギ花粉の飛散量が日本で最も多いのがこれらの地域でした。よく東京のような都市部の方が、大気汚染も含めて患者が多いと言われますが、アレルゲンそのものの飛散量にはかなわないようです。

調査で最も患者が少なかったのは、青森県の31％です。皮肉にも公の発表である「3人に1人」に合致していますね。

さて現在のような状況をまねいたのは、日本の国土に大量のスギの植林を行った戦後の林業政策です。当時は経済成長、建築ラッシュに合わせて、国産の材木をたくさん生産しようというつもりだったのですが、安い材木が海外から輸入されるようになると、国産のスギは需要が減っていきました。結果、放置されたスギが成長し、盛大に花粉をまき散らすようになったというわけです。

言ってみれば政策の失敗なのですから、国は、原因物質を大量に生み出すスギ林を処分するなど対策を講じる責任があるはずです。国民の半数以上が苦しんでいる花粉症の治療費も負担してほしいくらいです。

なぜ花粉に過剰反応するのか

花粉症の原因物質・花粉。色々な花粉の中でも圧倒的にアレルギー反応を引き起こすのは春のスギ花粉です。が、他にもヒノキ、夏のカモガヤ、秋のブタクサ、ヨモギ。昔は花粉症に無縁といわれた北海道でも、近年はシラカバの花粉症が増えており、沖縄以外は日本中どこへ引っ越しても花粉からは逃げられません。

多くの患者が、もはや考えることを放棄していますが、はたして花粉という物質に何か毒でも含まれているのでしょうか。本来花粉は、全く無害なもののはずです。

花粉症があるために外出を避けたり、旅行や買い物を控えたりすることで失われる経済的損失は6千億円以上(第一生命保険経済研究所)。仕事や勉学の効率が落ちるなどして失われる損失は1兆円以上とか。一方花粉症市場、つまり花粉症関連商品の活況もありますが、差し引きしても損失の方がはるかに大きいようです。花粉症がいかに日本にとってマイナスかがわかります。

花粉に反応して炎症を引き起こすアレルギー体質は、免疫の働きのどこかがおかしい。しかし体を変えることができないので、薬で症状を抑えて嵐が過ぎ去る（花粉の季節が終わる）のを待つほかありません。

この薬、やはり薬である以上副作用（眠気、口渇など）があります。しかも継続して使うことになるので、費用もバカになりません。何年も何十年も患っていれば、かかったお金はどれほどか。計算すると腹立たしいので、なるべく考えないようにしている人も多いのではないでしょうか。

できれば薬に頼らず、花粉などに反応しない正常な体になりたい。これは全てのアレルギー性鼻炎を患う人の願いではないでしょうか。

本書の第２部以降がそのヒントになっているので、ぜひ参考にしていただきたいと思います。

季節性のアレルギー性鼻炎、通年性のアレルギー性鼻炎

花粉症は、特定の花粉が飛ぶ時期だけにアレルギー反応が起きます。スギ花粉症は、スギの花粉が飛ぶ2月～4月の3か月間だけ症状が起こります。いわば季節性のアレルギー性鼻炎です。

一方季節に関係なく、年中無休でくしゃみ、鼻水、鼻づまりに苦しんでいる人もいます。一年中症状があるので通年性アレルギー性鼻炎となります。こちらのアレルゲンはダニやホコリなどのハウスダスト、ペットの毛など身の回りにある細かい粒子です。ほかにもPM2・5や黄砂、排気ガスなどもあります。

アレルゲンテストを行えば何に反応しているかがわかりますが、わかったところでそれを除去するのはなかなか難しいのが現状です。

通年性のアレルギー性鼻炎と季節性のアレルギー性鼻炎は、くしゃみ、鼻水、鼻づまりなど共通した症状です。加えて季節性アレルギー性鼻炎は、眼のかゆみや充血、

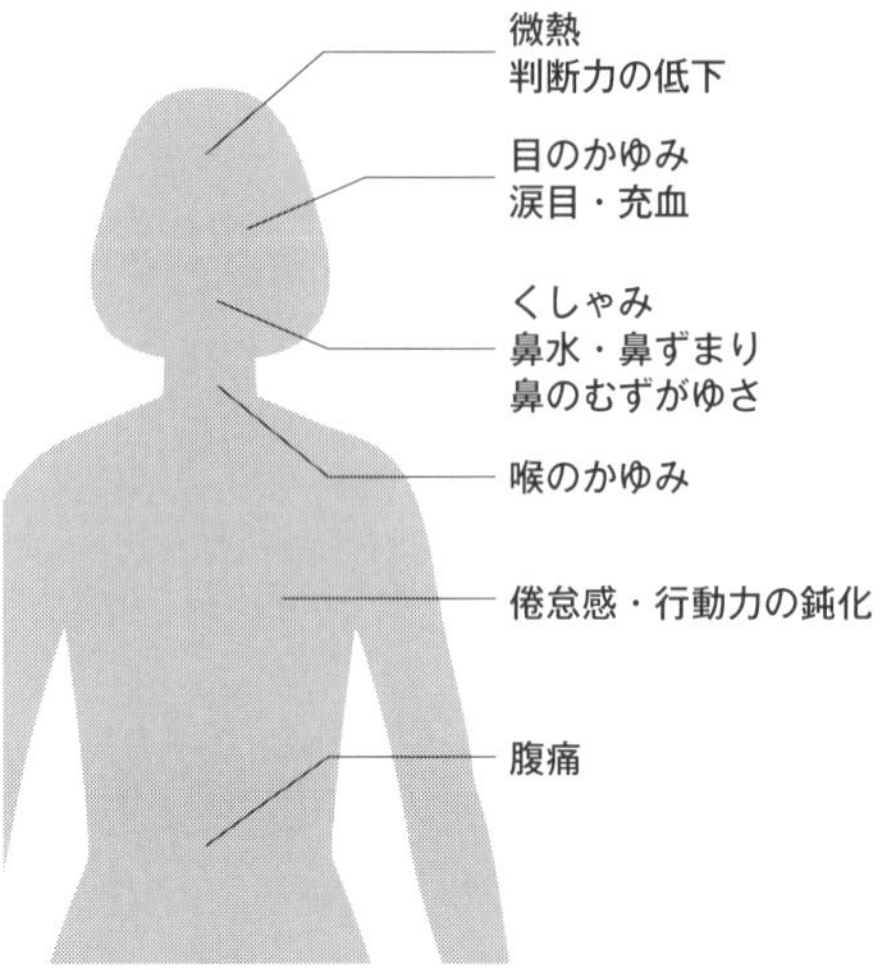

のどのかゆみ、皮膚のかゆみ、頭が重い、熱っぽい、全身がだるいといった全身症状のある人が少なくありません。

季節性のアレルギー性鼻炎、例えば花粉症は、花粉の飛散量と症状の強さが比例します。飛散量が多ければ症状が強く出てきます。つまり期間限定で非常につらい、と言えます。

一方、通年性のアレルギー性鼻炎は、季節にかかわらず何となく年中グズグズしている、という感じの人が多いのではないでしょうか。

そして通年性アレルギー性鼻炎の中

には、一年中グズグズしているけれど春先は特につらくなる、など季節性アレルギー性鼻炎を合併している人もたくさんいます。

季節性から通年性へ移行？

注意してほしいのは、季節性のアレルギー性鼻炎と通年性のアレルギー性鼻炎は無関係ではないこと。アレルゲンは異なりますが、患者本人がアレルギー体質であることに変わりありません。

患者の中には通年性のアレルギー性鼻炎であり、春先、スギ花粉が飛ぶ頃に症状が一気に悪化し、スギ花粉の時期が終われば多少はましになる人もいます。つまり通年性であり、かつ季節性でもある人がいます。

またスギの花粉症だから春だけ我慢すればいいと思っていると、症状が出ている期間がだんだん長くなって、気づけば通年性のアレルギー性鼻炎になっていた、という人もいます。

タイプは違っても、花粉やハウスダストといった無害なものに過敏に反応していることに変わりはないのです。我慢したり適当にやりすごしていると、炎症は長引き、症状は悪化し進行することも多いものです。

よく言われますが、花粉症の人は早い時期から、例えば花粉の飛ぶ1か月くらい前から予防的に薬を飲み、少しでも症状を軽くするようにした方がいいのです。季節性アレルギー性鼻炎を悪化させないことが(絶対ではありませんが)、通年性アレルギー性鼻炎を予防することにつながります。

くしゃみ、鼻水でアレルゲンを排除？口呼吸のデメリット

季節性の花粉症も通年性のアレルギー性鼻炎も、基本的な症状は同じです。くしゃ

み、鼻水、鼻づまりなどがそれです。

よく言われているように、くしゃみや鼻水は、鼻粘膜に付着した花粉やホコリなどのアレルゲンを排除しようとして起こっています。くしゃみで吹き飛ばし、鼻水で洗い流そう。それでところかまわずハックション、鼻水たら〜っとなってしまう。これで多少は排除できるかもしれませんが、アレルゲンの量から言えば焼け石に水。大した効果はありません。

くしゃみや鼻水も煩わしいですが、一番苦しいのは鼻づまりです。鼻がつまるのは、鼻の粘膜が炎症を起こして腫れ、鼻腔内が狭くなっている証拠。空気の通りが悪くなり、鼻呼吸ができません。

しかたなく口から呼吸しますが、これがのどにとってよくないのはご存じの通りです。

口呼吸は、既に述べたように、細菌やウイルスを体内に取り込みやすくなります。のどが渇き、病原体は付着しやすくなります。のどだけでなく肺にも病原体が入り込みやすく、感染症を呼び込んでいるようなものです。

そういえば花粉症の季節には、温かくなっているのに風邪もひきやすい。原因は鼻づまりからくる口呼吸かもしれません。そんな人が多いのではないでしょうか。

鼻づまりは日中いつでも起こりますが、一番つらいのは就寝してから。横になると血液は頭に多く集まります。鼻の周辺はうっ血するので鼻づまりがひどくなります。眠っている間は意識がありませんので、何時間もずっと口呼吸をしていることになります。

鼻づまりと睡眠時無呼吸症候群

少し前から睡眠時無呼吸症候群という病気がニュースでも取り上げられるようになりました。文字通り、睡眠時に呼吸が何度も止まる病気です。止まるといっても一時的で、じきに回復するのですが、また止まる、また呼吸する、を一晩中繰り返しています。本人は眠っているので、呼吸が止まっているという自覚がありません。

1回10秒以上続く呼吸停止（無呼吸）が一晩の睡眠（7時間）中に30回以上、あるいは睡眠1時間あたり5回以上ある場合「睡眠時無呼吸症候群」と診断されます。呼吸停止中は体内が酸素不足になり、熟睡はできません。そのため睡眠不足になり、日中ひどい眠気に襲われます。

以前800名の乗客を乗せた新幹線の運転士が、運行中に居眠りし、時速270キロで8分間走行。停車駅では自動停止装置が働いて停車するという事態が発生し、大ニュースになりました。後にこの運転士が睡眠時無呼吸症候群であったことがわかったのですが、万一事故になれば大惨事です。

その後も度々、この病気を原因とする事故が発生したため、道路交通法が改正。重度の睡眠時無呼吸症候群は運転免許の拒否、保留、取り消し、または停止の対象となりました。

このように運転を生業とする人にとって、睡眠時無呼吸症候群は大問題になる病気ですが、そうでない人にも仕事や学業などの効率が低下し、大きなマイナス要因です。

睡眠時無呼吸の原因は鼻づまりを含め、上気道、つまりのどが狭くなって充分呼吸ができなくなっていることです。鼻がつまっていると誰しも口呼吸になります。眠っている時には健康な人でも舌が奥の方に落ち込んでいきますが、それがひどい場合、口呼吸もできなくなります。鼻づまり、口呼吸、そして無呼吸というわけです。

今すぐ仕事や生活に支障がなくても、無呼吸によって酸素不足が慢性的に続くと、高血圧や心筋梗塞、脳血管障害など重篤な血管系の病気につながることがあり、命にかかわります。

たかが鼻づまり、口呼吸と軽視すべきではないのは、おわかりいただけるでしょう。

鼻中隔湾曲症は治療すべきか

睡眠時無呼吸症候群の原因の1つである鼻づまり、鼻トラブルの背景には、鼻の骨の異常が原因になっていることがあります。鼻の内部の骨、左右の仕切りになっている骨(鼻中隔)が、左右どちらかに曲がっている鼻中隔湾曲症がそれです。

鼻中隔が歪みなくまっすぐ、という人はほとんどおらず、誰もが少し曲がっているものです。問題はその湾曲の程度です。歪みのせいで左右どちらかがひどく狭くなっていると、そちら側がいつも詰まり、ニオイがわからなくなる人が少なくありません。そうした人がアレルギー性鼻炎や慢性副鼻腔炎などを合併すると、やはり鼻づまりがひどくなり、口呼吸、睡眠時無呼吸症候群になりやすくなります。影響が耳に及んで中耳炎を併発することもあります。

自覚症状としては他にひどいいびき、のどの痛み、咳や頭痛など他の鼻トラブルの症状と重なります。また鼻をかむと出血しやすい人が多いようです。

鼻中隔湾曲症は骨のゆがみなので、根本的に治すには外科手術が必要です。手術自体は、鼻中隔のゆがみの状態、副鼻腔炎やアレルギー性鼻炎などの合併症の有無によって異なります。1週間程度の入院が必要な場合もあれば、日帰りが可能な場合もあります。これは医療機関の体制によります。

鼻中隔湾曲症の治療は、歪みの状態だけでなく本人の自覚症状次第でもあります。本人が特に困っていなければ病気とは言えませんし、手術するかどうかも本人次第です。

ただ鼻中隔のゆがみを治すだけで、それまで苦しんでいた鼻づまりや口呼吸、嗅覚障害が解消する可能性は大きいと言えます。手術も鼻の内側から行うので傷も残らず、それほど合併症が多い手術ではありません。

アレルギー性鼻炎の検査と治療

鼻水や鼻づまりの症状で医療機関を受診すると、様々な検査が行われます。問診では自覚症状や他のアレルギーの有無などを伝えると、鼻の粘膜の炎症や腫れ、ポリープの有無などを調べてくれます。また自覚症状からも、おおよその検討がつくはずです。

アレルギー性鼻炎の場合、アレルギー体質のレベル（総ＩｇＥ）や、どんな物質にアレルギー反応があるか（特異的ＩｇＥ）などを調べることができます。

よく行われる検査としては、皮膚に小さなひっかき傷を作り、アレルゲン（抗原）をたらすスクラッチテストや、鼻水を採取して含まれる免疫細胞を調べる検査、前述の総ＩｇＥやアレルゲンを調べる特異的ＩｇＥを調べる血液検査などがあります（鼻水を調べると、副鼻腔炎の項でも述べた好酸球が多いことがわかります。好酸球はアレルギー全般に関与する免疫細胞です）。

ただアレルギー性鼻炎の場合、自覚症状でおよそ検討がつくことが多いと思います。特に花粉症は、花粉が飛び始めるとくしゃみ、鼻水、鼻づまりなどが出て、飛散量が増えると症状もひどくなります。今まで花粉症ではなかった人でも、「そろそろ来たか。自分も仲間入りだ」と思うでしょう。あとは医療機関で鼻粘膜の炎症、腫れなどを見てもらい「はい、花粉症ですね」と治療が開始されることが多いでしょう。

アレルギー疾患全般のアレルゲン39種類がわかるが……

アレルギー性鼻炎だけでなくアトピー性皮膚炎、アレルギー性結膜炎などのアレルゲン（抗原ともいう）を一度に39種類調べられる検査（ＶＩＥＷ39）があります。ごく少量の血液を採取することで結果が出ます。

アレルギー性疾患はその人のアレルギー体質に起因するものなので、何か1つのアレルギー疾患があると、他の疾患にもかかりやすくなります。例えばアレルギー性鼻炎の人がアトピー性皮膚炎などを合併することはよくあります。自分が何に反応するのか調べ、なるべくそれに接触しないようにすれば、症状を軽くできる可能性があります。

VIEW39で調べられるのは食餌系のオボムコイド（卵白）、ミルク、小麦、ピーナッツ、大豆、ソバ、ゴマ、米、エビ、カニ、キウイ、リンゴ、バナナ、マグロ、サケ、サバ、牛肉、鶏肉、豚肉（19種類）、吸入系のヤケヒョウヒダニ、ハウスダスト、ネコ皮屑、ガ、ゴキブリ、スギ、ヒノキ、ハンノキ（属）、シラカンバ（属）、カモガヤ、ブタクサ、ヨモギ、アルテルナリア、アスペルギルス、カンジダ、マラセチア（属）、オオアワガエリ（20種類）の39種類です。

この検査では前述のアレルギー体質のレベルである総IgEもわかります。

費用は、保険適用で自己負担が3割の場合、4千円～5千円くらいですので、決して安くはありません。

またこの検査の精度は完璧ではありません。ある人がある物質に陽性反応が出たからといって、必ずしもその物質でアレルギー反応が出るとは限りません。逆に検査では陰性なのに、あきらかにひどく反応している場合もあります。総ＩｇＥも同様で、ひどい花粉症なのに総ＩｇＥは正常の範囲という人もいます。

アレルギーに関する検査は、最適な治療を行うための参考資料です。検査はお金がかかるので、色々な検査を網羅するより、必要なものに絞って行うくらいでいいかもしれません。

アレルギー性鼻炎の治療

【環境調整】

生活の中で気をつけることがあります。季節性アレルギー、特に花粉症の場合、花粉に接触しなければ症状は起こりません。従ってマスク、メガネなどを活用し、花粉の飛散が多い日はなるべく外出を控える、窓を閉めて外気を室内に入れない、空気清浄機で花粉を吸い取る、洗濯物を外に干さないなどの工夫をします。

外出から帰ったら、服についた花粉をよく払い落とします。鼻うがいも有効です。眼や皮膚にも症状がある人は顔を洗い、目も洗います。

通年性のアレルギー性鼻炎の場合、室内はまめに掃除機をかけ、ダニやハウスダストを減らします。

【薬物療法】

内服薬は抗ヒスタミン剤、抗アレルギー剤、抗ロイコトリエン剤などがあります。いずれも毎年のように新薬が登場し、種類は非常に多くなりました。患者はたくさんの薬の中から、自分の症状やライフスタイルに合った薬を処方してもらうことができます。

例えば即効性にすぐれた薬、鼻づまりに効果的な薬、1日1回でよい薬など。

またこれらの薬には副作用があります。主なものは眠気や頭がぼーっとする、口が渇くといったものです。総じて効き目の強い薬ほど眠くなりやすいと言えます。
となると仕事でクルマの運転をする人は、効き目の強い薬は避け、点鼻薬などを適宜使い、マスクなど環境調整を上手にしていくほかはありません。

【手術療法】

鼻の中で最も大きい襞である下甲介《かこうがい》粘膜を、レーザーで浅く焼いてヤケドを作ります。ヤケドした粘膜は縮み、アレルギー反応が起きにくくなります。鼻腔内が広くなり鼻づまりが解消し、くしゃみや鼻水も軽くなります。

治療は局所麻酔で行い、所要時間も30分程度なので日帰りでできる治療です。痛みも軽く、副作用もほとんどないようです。

花粉症の場合、シーズンの半年から3か月くらい前に行うと、症状はかなり軽くなり、満足度も高いようです。

ただし効果は永遠ではなく、いずれ元に戻ってしまいます。人によって持続期間は異なり、3年前後と考えられています。

他にも後鼻神経切断手術、下鼻甲介骨切除術などいくつか方法があります。

【舌下免疫療法】

アレルゲンの薬用エキスを患者の舌の下に入れて粘膜から吸収させます。うまくいけば根治も夢ではないとして、はじめは医療機関で、次に自宅で同様の方法を続けます。

効果が現れるのは治療開始後半年くらいしてから。スギ花粉症の場合はシーズン終了後、年内くらいに開始。ダニアレルギーの場合はいつからでも始められます。少なくとも3年以上継続することで効果の定着が期待できます。

この方法は減感作療法と言われ、以前は皮下注射で行われていました。ただこの方法は、2〜3年間は毎月治療のために通院しなければなりませんでした。また2〜3年がんばっても効果があるのは半数程度と言われ、残り半数は〝骨折り損のくたびれ儲け〟です。評価は、もちろんあまり芳しくありませんでした。

そこで近年、口から（舌の下）エキスを投与する方法が登場し、以前の注射よりは合併症も少なく、評判がよいようです。

ただし舌下免疫療法でも、症状がゼロになったという人は2割と言われています。ほかは症状がかなり軽くなった人が3割、まあまあ軽くなった人が3割。つまり効果が認められた人が8割。ただ効果がなかったという人が2割いると言われているので、治療期間の長さや手間、費用などを考えた上で検討するとよいでしょう。

またアレルゲンを直接体に入れるため、アナフィラキシーショック（急激なアレルギー反応で呼吸困難や嘔吐などショック状態になること）が起こる可能性はゼロではないのです。そのために治療開始時は医療機関で医師の監督下で行われます。

アレルゲンに慣れる？

これまで皮下免疫療法（減感作療法）、舌下免疫療法では、「アレルゲンに体を慣れさせることでアレルギー反応を抑える」という説明がなされていました。

この説明、ちょっとおかしくないでしょうか。「慣れる」というのは接触回数を増やしてアレルゲンが異物ではないように認識させることですね。皮下免疫療法も舌下免疫療法も、基本的なメカニズムは同じです。

しかし例えば花粉症の人は、毎年毎年同じ花粉に対して反応します。何年たっても「慣れる」ことはありません。ダニアレルギーに至っては、毎日毎日ダニに接触していても「慣れる」ことはなく、毎日反応してしまいます。にもかかわらず「アレルゲンに慣れさせる」ことで、過剰なアレルギー反応を抑えるという理屈は通らないと思うのです。

色々調べてみると「免疫寛容」という理論に出会いました。

「免疫寛容」とは、これまで過剰に起こっていた免疫反応（アレルギー反応）が、起こらなくなることです。異物に対して、つまり花粉やダニに対して、これまでは「敵だ！毒だ！　有害物質だ！」と激しく攻撃していた免疫システムが、「あ！　違った、敵じゃなかった、大丈夫なものだった」とスルーするようになること、寛容になること。それが「免疫寛容」です。

舌下免疫療法も注射による減感作療法も、「免疫寛容」を狙っている治療です。ではなぜ寛容になるのか、過剰な反応が起こらなくなるのか。それは鼻から吸い込んで鼻粘膜から入るのではなく、注射で「皮膚に入れる」、「舌下から」入れるという入り口の違い、入るルートの違いです。

異なる免疫細胞（マクロファージ）が間違いを正す

少々ややこしい話ですがお付き合いください。本書第2部に登場する免疫細胞マクロファージの話です。

マクロファージは免疫細胞の一種ですが、全身の様々なところに様々なタイプが存在し、自然免疫（生まれつき備わっている異物排除）の働きを担っています。

鼻粘膜にもマクロファージは常駐していて、侵入してくる異物をキャッチし、まずは食べてしまいます（大食細胞、貪食細胞ともいう）。そして食べたもののかけらをT細胞という免疫細胞に渡します。「今、こんなものが侵入してきた」という情報伝達（抗原提示）です。アレルギー性鼻炎でいえば、花粉やダニが「こんなもの＝抗原」に当たります。

ここでマクロファージやT細胞が、花粉やダニを異物、しかも有害な異物と認識してしまうのがアレルギー性鼻炎の始まりです。

いったん花粉やダニが有害な異物として認識されると、T細胞は常にこれを攻撃して排除しようとします。その結果、鼻粘膜の細胞は炎症を起こし、花粉やダニを排除しようとしてアレルギー反応（くしゃみ、鼻水、鼻づまり）が起きるというわけです。

さてそこで皮下免疫療法では、アレルゲンが皮膚から入り込みます。そこにもやはりマクロファージがいて、アレルゲンをキャッチして食べてしまいます。皮下のマクロファージ（ランゲルハンス細胞）は腋窩（脇）などのリンパ節に移動。リンパ節は免疫細胞が待機しているところなので、そこで花粉やダニは、新たに異物として排除すべきかどうか検討されます。そして「どうやら害はないらしい」と判断されれば、「大丈夫なもの」と認識されます。

違うルートで免疫寛容を導く

さて本題はここからです。マクロファージなどの免疫細胞は組織に常駐しているタイプと、体中をウロウロ移動しているタイプがいて、互いに情報交換し連携しています。

舌下から入った花粉やダニはリンパでは「大丈夫なもの」と認識されましたが、鼻粘膜ではあいかわらず「外敵」扱いです。「てめえ、入ってきやがったらボコボコだぞ」という臨戦態勢です。

そこに「花粉やダニは大丈夫なもの」という正しい認識を持った（たぶん）マクロファージのメッセージが届きます。すると鼻粘膜では免疫の暴走を抑える免疫細胞・制御性T細胞が働き出し、「え？　そうだったの？　大丈夫なの」ということになります。こうして免疫寛容が成立し、花粉やダニに対する攻撃（アレルギー反応）は終わるのです。

一方舌下の粘膜のマクロファージは「樹状細胞」であり、これが舌の下に入れた抗原（アレルゲン）を食べて、顎下リンパ節まで運び、やはり「制御性T細胞」を誘導し、過剰なアレルギー反応を終わらせます。

このようにアレルゲンを入れる場所、入るルートによって反応は異なります。これをうまく利用することで過剰な免疫反応は抑えられる（免疫寛容）、というのがこの治療法の方法論です。

けれども皮下でも舌下でも、この治療法の成功率はあまり高いとは言えません。思ったように免疫システムが正しく認識してくれないようです。もっと根本的に、全身的に免疫システムが正しく動くようにしなければ、本当の解決にはならないのではないでしょうか。

第3章 のどのトラブル

気管支喘息

命にかかわるアレルギー疾患

日本ではアレルギー疾患を持つ人が大変増えています。花粉症、アレルギー性鼻炎の患者数は、今や国民の半数に迫る勢いです。一方同じアレルギー疾患でも、気管支喘息は国民の1割程度と、鼻のアレルギーほど多くはありません。それでも患者数は40万人と言われ、数が増え続けています。

特徴は大人の患者が増えていることで、40才を過ぎて初めて発症する人も珍しくありません。

気管支喘息は、重篤な発作が起きれば命を落とすこともあるおそろしい病気です。今日、そうした印象はないかもしれませんが、1990年代までは、この病気で年間6千人が亡くなっていました(厚労省　人口動態統計より)。その後、吸入ステロイド剤の普及など治療法が格段に進歩し、亡くなる人は減り続けています。2016年には1454人にまで減少しました。

それでも年間千人以上が亡くなっているといえば、決してたやすい病気ではないことがおわかりいただけるでしょう。患者は発作のリスクを抱えながら、薬で病状をコントロールすることで命をつないでいると言っても過言ではありません。

アレルギー体質の人は、気管支喘息だけでなくアトピー性皮膚炎や花粉症、アレルギー性鼻炎や結膜炎など、他にも様々なアレルギー疾患にかかることがあります。子どもの頃アトピー性皮膚炎だった人が、成長に伴って気管支喘息になり、その後花粉症やアレルギー性鼻炎に移行するというパターンが多いようです。こうした成長に伴うアレルギー疾患の変遷をアレルギーマーチと言います。

マーチが終了して病気が消えてしまえばいいのですが、残念ながらなかなかそうはなりません。治ったかに見えたアトピーが大人になってから再燃したり、子どもの頃に苦しんだ喘息が還暦を過ぎて再発したりと、先が見えないのが現実です。

最近の特徴では結局アレルギー疾患は体質に起因するものであり、現代医学の力では完治することができません。むしろ食養生や体質改善によってアレルギー疾患を起こさない体を作っていくことが大切になってきます。

気管支喘息の症状とメカニズム

この病気の特徴は、何らかのきっかけで起こる喘息発作です。発作では咳が出て、ゼーゼー、ヒューヒューという呼吸音を伴って息が苦しくなります。

発作の程度は様々で、発作止めの吸入薬でじきに治まる場合もあれば、呼吸困難で一刻も早く救急外来へ行かなければならない場合もあります。どの程度の発作がどの

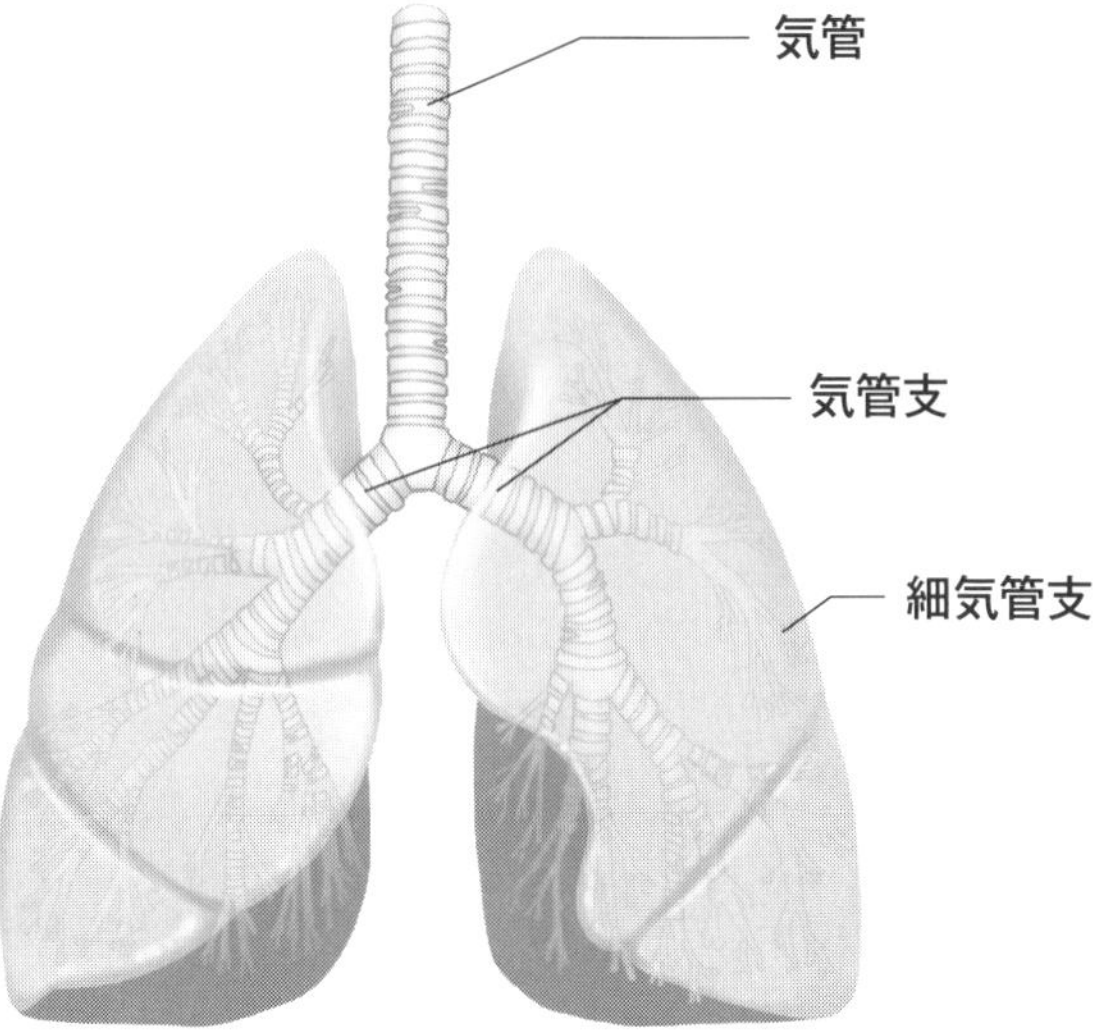
気管
気管支
細気管支

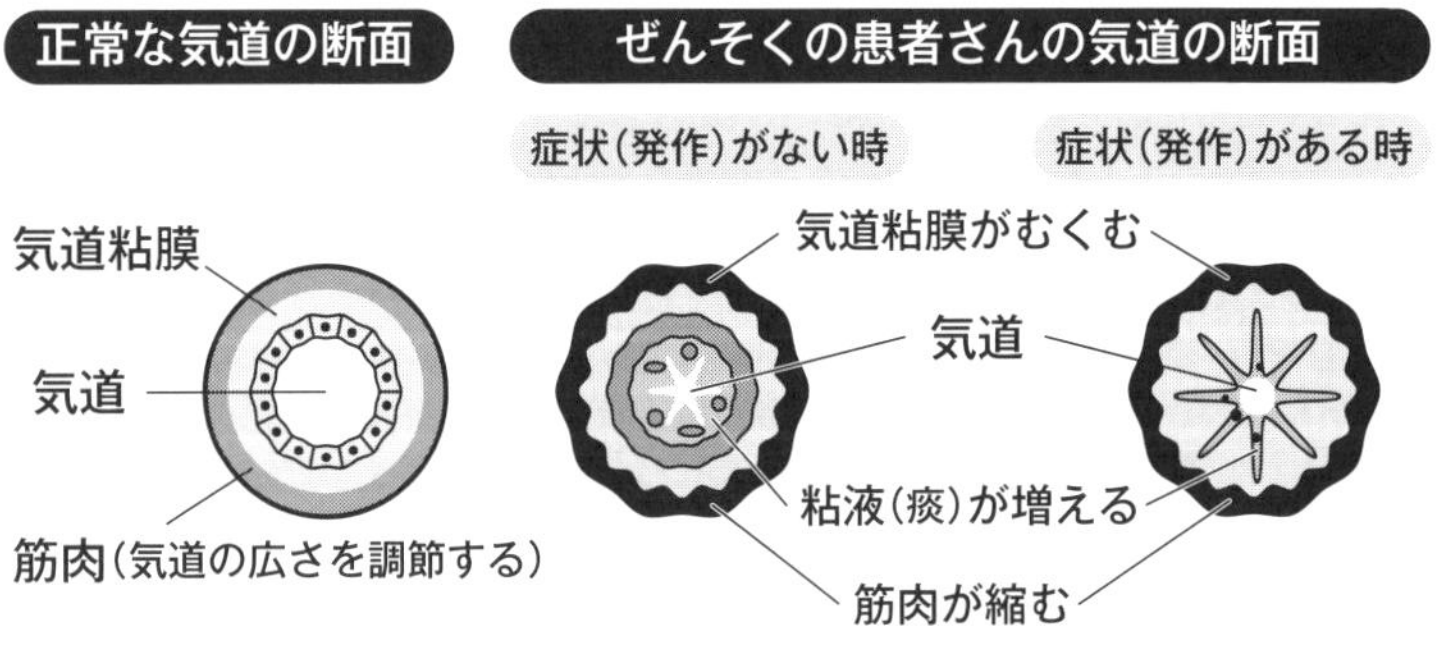
正常な気道の断面
ぜんそくの患者さんの気道の断面
症状(発作)がない時
症状(発作)がある時
気道粘膜
気道
筋肉(気道の広さを調節する)
気道粘膜がむくむ
気道
粘液(痰)が増える
筋肉が縮む

程度の回数起こるかでこの病気の重症度がはかられます。

では発作が起きている時、患者の気管支はどうなっているのでしょう。

前ページの図をご覧ください。まず気管支。我々が吸い込んだ空気が1本の気管を通ってきて、左右の肺に枝分かれします。この分かれた2本の枝が気管支です。

その下に気管支の断面のイラストがあります。一番左が健康な人の気管支です。気管支の外側は、内部の気道の広さを調整するために筋肉でできています。内壁は気道粘膜に覆われており、気道は一定の空間が維持されています。

一方、気管支喘息の患者の気管支は、発作が起きていない時でも気道粘膜は少しむくんでいます。平常時でも軽い炎症が続いているためです。発作が起きると粘膜は厚く腫れ、気道は狭められていきます。痰（粘液）も多くなり、ますます気道が狭まるために呼吸するたびにゼーゼー、ヒューヒューと音がするようになるのです。

発作止めによって粘膜の腫れが治まれば、再び気道が広がって呼吸は楽になりますが、もし何の手当てもせず、あるいは発作止めでは治まらないほどひどい発作が起きると、患者は呼吸困難に陥り、最悪の場合窒息死してしまいます。

アレルゲンは何か。発作のきっかけは何か

気管支喘息はアレルギー疾患なので、アレルギー反応を引き起こす原因物質（アレルゲン）があります。それは多くの場合、ダニやハウスダスト、カビ、ペットの毛など身の回りにあるありふれたものです。発作が起きていない時でも、患者の気管支はこうしたものに反応して軽い炎症を起こしています。

炎症でむくんだ粘膜は敏感なので、アレルゲンだけでなく過労やストレス、気候や気圧の変化、あるいは化学物質、薬品や特定の食べ物、激しい運動、タバコ、アルコールなどの刺激でさらなる炎症を引き起こし、発作につながってしまいます。

アレルギー疾患はすべてそうですが、気管支喘息もできるだけアレルゲンに接触しない方がいいことになります。そこで家の中、特に発作を起こしやすい寝室をまめに掃除してハウスダストを減らしたり、発作のきっかけとなるもの、例えばお酒やストレスなどを遠ざけるように心がけます。こうした方法を環境調整と言います。

ただアレルゲンであるハウスダストをゼロにすることは不可能ですし、大人の気管

支喘息はアレルゲンを特定できない場合があります。アレルゲンが特定できてもできなくても、その対策は難しいものです。

発作が起きない期間を伸ばす治療

いずれにしても気管支喘息の患者は、万一に備えて発作止めの薬を携帯することや、発作が起きる状況をできるだけ避けて生活することになります。

またこの病気治療の要となるのは、発作を予防すること。ふだんから気管支の慢性的な炎症をできるだけ治め、発作がない時期をキープすることです。目標としては一年を通じて発作がない状態＝ほぼ治癒ということになります。

大人になってから発症した成人性の気管支喘息は、ストレスや環境をコントロールするのが難しく治りにくいものですが、小さい子どもの場合、成長につれて免疫や気管支の状態が安定し、治ってしまう場合もたくさんあります。

薬物療法では、長期管理薬と発作治療薬の2つを使います。このうち長期管理薬が発作を予防する薬であり、今述べた発作が起きていない時に気管支の慢性的な炎症を抑える薬です。現在最も普及しているのがステロイドの吸入薬で、これによって気管支喘息のコントロールが非常によくなりました。

ステロイドというと副作用がこわいというイメージですが、吸入薬なので気道に直接届き、全身に対する影響はごく少ないものです。他に抗アレルギー薬や気管支拡張薬、抗炎症薬などを使います。

発作時は、発作を抑える手持ちの気管支拡張薬などを速やかに使います。これで治まらない場合、特に苦しくて横にもなれないような場合は、一刻も早く救急外来を受診します。

気管支喘息は、一にも二にもコントロールする病気です。従ってきちんと専門病院にかかって病状を把握しておくことが大切です。

慢性上咽頭炎

上咽頭炎とは何か

のどが始終イガイガする、のどがつまった感じがする、後鼻漏がある、咳やめまい、耳鳴りなど様々な症状を持つのが慢性上咽頭炎です。主にのどの症状なので耳鼻科、あるいは全身にかかわるので内科を受診しても異常なしとなり、困っている人が少なくないようです。

下の図を見て下さい。上咽頭とは、鼻腔の一番奥のつきあたり、のどの一番上のあたり。図を見てもわかる通り、上咽頭は見えにくく

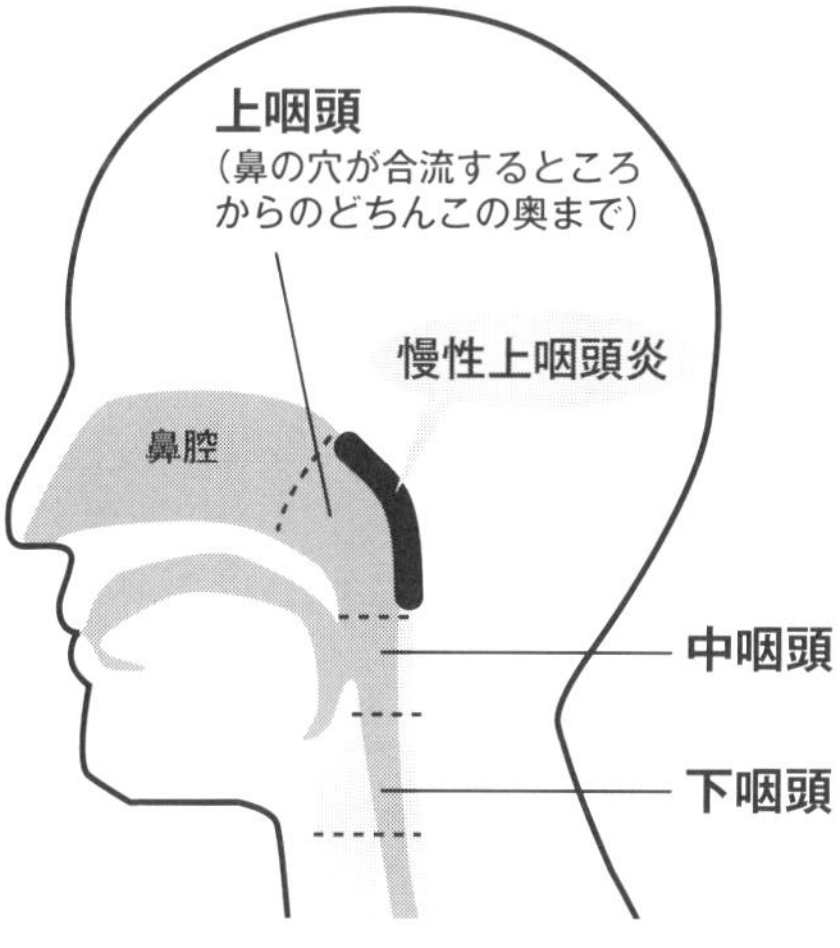

いところになります。試しに鏡の前で口をアーンとあけてみると、のどちんこ（口蓋垂）の向こうの壁が中咽頭。上咽頭はその上なので、本人が肉眼で確かめることはできません。

この周辺は鼻から吸い込まれたホコリや花粉、細菌やウイルスなどがぶつかって付着しやすい部位です。そこで咽頭全体から舌の付け根のあたりには「扁桃」と呼ばれるリンパ組織があり、たくさんの免疫細胞が待機していて、侵入してきた病原体に応戦します。そのため炎症を起こしやすい部位でもあります。

よく知られているのがのどちんこ（口蓋垂）の両側の口蓋扁桃で、ここが俗に扁桃腺と言われる部位です。「扁桃腺が腫れて熱が出た」経験のある人は少なくないと思います。

扁桃はのどの上の方の上咽頭にもあり、そこが炎症を起こすと上咽頭炎です。症状としては鼻の奥の痛みや熱、耳の痛み、頭痛などが起こります。医療機関では抗生物質などの鎮痛消炎剤を処方され、これで治ってしまうことが多いものです。この場合、急性上咽頭炎ということになります。

慢性化すると診断も治療も難しい上咽頭炎

上咽頭炎に関しては、これまで前述の急性咽頭炎という考え方が中心であり、単なる感染症と抗生物質による治療で治る、というものにすぎませんでした。

ところが急性咽頭炎を度々繰り返し、しっかり治らないまま炎症が続く慢性の上咽頭炎があること、その場合、従来の熱やのどや耳の痛みといった耳鼻科の範疇以外に多岐にわたる症状があることがわかってきました。

しかし上咽頭は鼻からものどからも見えづらく、通常の診察では観察しにくい部位です。鼻から挿入するファイバースコープであれば見えますが、そうでなければわからない可能性があります。例えばのどの痛みや熱で医療機関を受診しても、「異常なし」と言われることもあるようです。同時に中咽頭や扁桃に炎症があればそちらを治療してもらえるでしょうが、そうした周辺に異常がなければ本当に「異常なし」。無治療。本人の苦痛だけが残るという不条理が起こります。

そのため長く痛みや不調を抱えながら病名、病状がわからずに医療機関を転々としたり、異なる診断や治療でさらなる悪化をまねいていた例もあるようです。

最近はようやく慢性上咽頭炎という病気が認知され、まっとうな診断と治療法にたどりつく人が増えているようです。

のどを使うから？ 多くの有名人もこの病気で苦しんだ

女優の菜々緒さんは、自らのツイッターで、「1か月近く痛み止めが効かないくらい痛くて、セカンドオピニオンで行った耳鼻科で、出血するくらい炎症を起こしてる上咽頭炎だと分かりました」と自らの病状を明かしています。大学病院では痛み止めを処方するだけで、上咽頭炎という診断はなかったそうです。

その後、効果的な治療法に巡り合い回復されましたが、まず診断がつくまでが大変だったようです。

人気ロックバンド、ゴールデンボンバーの鬼龍院翔さんは、上咽頭炎と診断されたものの無理をして歌い続けたために通常の声で歌えなくなり、数か月の活動停止、長期治療を余儀なくされました。他にもフリーアナウンサーの生島ヒロシさんや声優の福園美里さんなど著名人が、慢性とみられる上咽頭炎に苦しんだことを告白しています。

ただ耳鼻科であっても、未だに慢性上咽頭炎のことはご存じないドクターもいます。もし自分が、慢性上咽頭炎ではないかと思ったら、まずインターネットで調べて、この病気に通じている医療機関を受診しましょう。

のどの周囲だけでなく腎臓にも炎症。病巣感染とは何か

のどや鼻、耳など上咽頭周辺に炎症が起こるのはわかります。頭痛や発熱なども起

こりうるだろうと素人でも想像できます。しかし慢性上咽頭炎の場合、患部からかなり離れた臓器にも病変が現れることがわかってきました。

ここで少し特殊な現象と、そのメカニズムについてご紹介しておきます。それは病巣感染といい、ある臓器で起きている慢性の炎症が、一見関連のなさそうな臓器の病変をまねくこと。元の炎症は軽いのに、他の病変が重い症状を現すことが特徴です。

病巣感染という言葉は知らなくても、虫歯や歯周病が糖尿病や心臓疾患の原因になることや、扁桃炎が腎疾患の原因になるという話を聞いたことはあると思います。体の中で全ての臓器は相互に何らかのつながりを持っていて、それが生命活動そのものではありますが、病気が飛び火することもあるのです。

虫歯や歯周病、扁桃炎以外にも副鼻腔炎、中耳炎、胆嚢炎、虫垂炎などが火元になりえます。全てではありませんが耳、口、鼻など耳鼻科関連の臓器が多いようです。

そして慢性上咽頭炎も、この病巣感染の元になりうることが明らかになってきました。

意外な臓器に飛び火する

腎臓内科医であり慢性上咽頭炎研究のパイオニアでもある堀田修博士は、氏の著書で病巣感染について述べておられます。それによると、慢性上咽頭炎を元として病巣感染として関連しうる不調は多岐にわたります。

・ＩｇＡ腎症、ネフローゼ症候群などの腎臓疾患
・胸肋鎖骨過形成症《きょうろくさこつかけいせいしょう》……胸骨や肋骨、鎖骨の関節が腫れて痛む
・掌蹠嚢疱症《しょうせきのうほうしょう》………手足に小さな水泡が多数できる
・後鼻漏、のどの異物感、咳喘息、顎関節痛など（のどの関連不調）
・めまい、耳鳴り、片頭痛など自律神経の乱れからくる不調
・アトピー性皮膚炎、気管支喘息などのアレルギー疾患

他にも、症状をもとに医療機関を受診しても原因がわからない、病名がわからない不調はたくさんあります。いずれも慢性的で治りにくい病気が多いようです。

検査と治療が同時に可能。上咽頭擦過治療（EAT）とは

上咽頭炎の治療法として上咽頭擦過治療（Epipharyngeal Abrasive Therapy）、通称EATがあります。具体的には塩化亜鉛溶液を染みこませた綿棒で、鼻とのどから直接上咽頭に薬液を擦りつけます。

塩化亜鉛というと一体何かと思いますが、うがい薬のルゴール液やリステリンなどにも入っている口やのどの殺菌消毒剤、といえば、その甘苦い味は何となくわかるのではないでしょうか。

この方法の特徴としては、診断と治療の両方が可能であること。

鼻やのどから綿棒を入れて上咽頭をこする。「擦過《さっか》治療」というくらいなので、それだけで痛そうですが、経験者は「本当に痛い」と証言します。けれどもその時の出血と痛みの程度で炎症の状態がわかるそうです。出血や痛みがひどければひどいほど重症です。

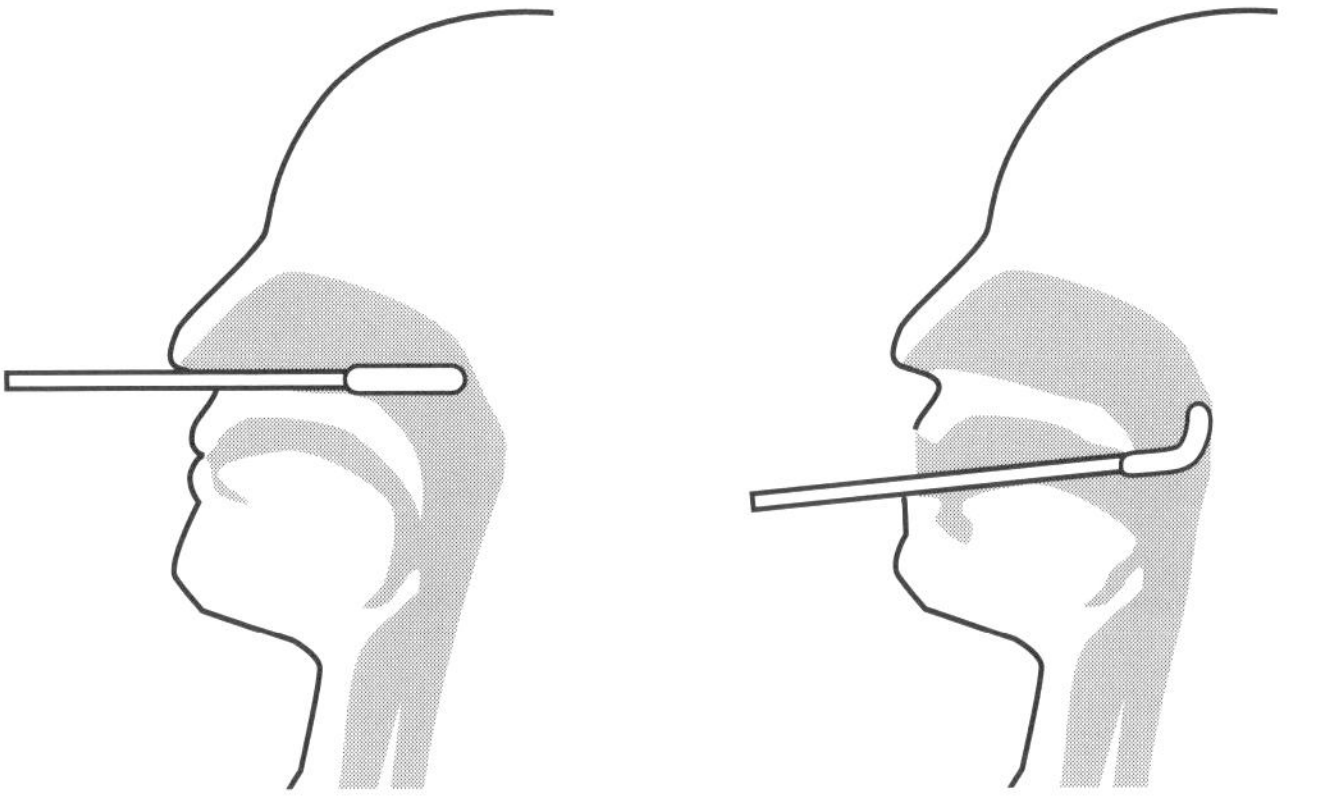

まず鼻から入れて……
次に口からも入れる

ただし痛みに耐えて治療を続けると、徐々に痛みや出血は軽くなり、同時に慢性上咽頭炎に関連する疾患、前述の病巣感染とみられる疾患の改善がみられるということです。

ただ診断については、今日では内視鏡によって実際に患部を見ることができます。もし慢性上咽頭炎を疑って耳鼻科を受診しても、いきなりのどや鼻から棒をつっこまれて痛い思いをすることはないと思います。ただし病名がはっきりして治療を開始すると、やはり痛みは我慢することになりそうです。

ただこの痛い治療をしなくても、自分で改善していく方法があります。本書第2部でも

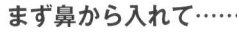

紹介する鼻うがいなどがそれです。近くによい医療機関がない、通院が難しいといった人は、試してみるといいでしょう。

慢性上咽頭炎と病巣感染という概念は、近年急速に広まりつつあります。ＥＡＴを実施している医療機関も全国各地に増えています。いずれは耳鼻科であればどこでも可能な治療になるのではないでしょうか。

第2部

自分で治す鼻・のどのトラブル

第1章 鼻・のどのトラブルを免疫力で治す

免疫の最前線、鼻・のどで起こる不具合

鼻やのどのトラブルは昔とかなり変わりました。第一部でご紹介したように、昔からある副鼻腔炎などが減った代わりに、好酸球性副鼻腔炎や花粉症、あるいは気管支喘息、慢性上咽頭炎など、アレルギーに関連する病気が増えてきたのです。

鼻やのどは、体全体の中で免疫システムの最前線です。外から侵入してくるウイルスや細菌などの病原体を真っ先にキャッチし排除するのは、まさに鼻やのど、そしてそこで働く免疫細胞たちです。

ただ今日、鼻やのどから侵入してくる病原体は、すぐに命にかかわるものではなくなりました。特に日本のような清潔な文明国、医学の発達した先進国においては、基本的に重篤な感染症の多くは予防でき、その他の感染症も抗生物質で治せる病気が多くなりました（もちろん耐性菌の問題はありますが）。

ただ感染症が克服されたことで「めでたし、めでたし」というわけにはいきませんでした。今度は、免疫システムに異変が起こり始めたのです。

花粉やホコリなど本来敵ではないものを攻撃する。外敵のいない臓器に免疫細胞が集まって炎症を起こす。炎症物質が体の他の臓器に飛んで炎症を起こす。アレルギー疾患の増加です。

それは敵ではない。病原体ではない。攻撃しなくてよい。いくら本人が本人の免疫システムに訴えても、免疫システムには聞こえません。口で言ってもわからないようです。

しかたがないので炎症で腫れた組織を手術でとったり、炎症を抑える薬を投与したり、あげくの果てにアレルゲンの混じった米を作ってみたり。涙ぐましい努力を続けていますが、今のところ対症療法の域を出ません。

何かいい方法はないか。免疫が暴走することなく、正しく、本来の状態で活動してもらうにはどうしたらいいか。そもそも、この免疫の暴走や狂いは、いつから、どこから、何から始まったのか。

それを考える中で、思わぬ救世主が現れました。それがＬＰＳという物質です。

免疫を正常にするＬＰＳって何？

ＬＰＳ。まだまだ聞き慣れない人が多いと思いますが、それは今、アレルギーや免疫、ひいては健康や恒常性の全てにかかわることから、じわじわと注目を集めつつある素材です。

ではＬＰＳとは一体何なのでしょう。

それはグラム陰性菌の細胞壁の成分。糖と脂質が結合した構造をしているので、日本語では「糖脂質」あるいは「リポ多糖」と呼ばれています。英語では「リポポリサッカライド（Lipopolysaccharide）」。舌をかみそうな名称ですが、略してＬＰＳです。

ＬＰＳは、自然界に普通に存在する物質です。われわれヒトの体にも皮膚や腸管、粘膜組織に、それなりにたくさん存在しており、なくてはならない役割を果たしています。特に免疫システムを正常にして、様々な病気にかかりにくくしてくれる働きを持っています。

ただ重要なのは、免疫は強ければいいというものではないこと。正しく反応し、バランスよく機能していなければダメです。

ご存じのように今日、アレルギー疾患が非常に増えています。それは免疫がバランスを失い、正しく機能せず、無害なものに過剰反応することで起きています。

免疫を正常にするために、バランスを整えるために役立つ物質、それがこのＬＰＳです。

グラム陰性菌の細胞壁の一部？

まずLPSの出自を見てみましょう。

「LPSはグラム陰性菌の細胞壁の一部」。既に「？」が浮かぶこの言葉、理科系の大学で勉強した人でないと、ちょっとわかりませんよね。説明させてください。

まず〝グラム陰性菌〟。いきなり難敵ですが、これは自然界に存在する細菌のタイプ。ヒトの体にもたくさん棲んでいる共生菌にもこのタイプがたくさんいます。

昔、グラムさんというドイツ人が、顕微鏡で観察しやすいように細菌を染色する方法を考えました。それでグラム染色法というのですが、まず細菌を青紫に染め、その後に脱色します。細胞壁が厚いために色素が残るとグラム陽性。細胞壁が薄くて脱色されるのがグラム陰性。それだけのことです。

陰性だから陰気で体に悪いとか、陽性だからカラっとして体によさそう！　というような意味はありませんので、そこは深く考えないでください。

およそ全ての細菌は、このグラム染色でグラム陽性菌とグラム陰性菌に分けられます。細菌を分類すると、グラム陽性菌には乳酸菌や枯草菌などがあり、グラム陰性菌には酢酸菌やパントエア菌などがあります。我々の健康に対するよし悪しには、基本的には関係ないのがわかると思います。

ただ、細胞壁が薄い（陰性）と、細胞自体が柔らかく壊れやすい、内部のものが外に放出されやすい。これは細菌が、周囲の細胞とやり取りしたり化学反応を起こしたりしやすい、ということでもあります。

グラム陽性菌は細胞壁が厚いので壊れにくく、細胞の中身が出てきにくい、という感じです。

この特性から、かつて細菌は、

グラム陰性菌＝Gracilicutes（グラシリクテス）　Gracili（薄い、細い）cutes（皮、皮膚）

グラム陽性菌＝Filmiscutes（フィルミクテス）　Filmis（強い）cutes（皮、皮膚）

と分けられていた時期があります。

体とクロストーク（情報交換）して健康をキープ

ＬＰＳの大元であるグラム陰性菌は、私たちの体にもたくさんあります。あるというより、いる。生きていて棲んでいます。〝共生〟しているのです。

共生細菌は我々の体にたくさん棲んでいます。その数ざっと数百兆個！（Zhao L，Nature 465:879-880（2010））ヒトの細胞が37兆個と言われているので、その何十倍か、ということになります。

我々の体が細菌だらけ。潔癖症の人なら「ギャッ！」といって慌てて洗い流したくなるかもしれませんが、共生細菌とヒトとは持ちつ持たれつ、共存共栄、助け合って生きています。共生細菌なしにはヒトは生きていけないので、あきらめて感謝した方がいいのです。

およそ地球上の全ての生物は、動物も植物もみな膨大な数の細菌と共に生きています。それも人類以前、多細胞生物が地球上に誕生した10憶年前から、あらゆる生物は常に細菌と共にあった、と考えられています。

今日の人類の体に共生細菌が棲んでいるだけでなく、細胞レベルで、ヒトと細菌とは混じり合って生きてきました。例えば我々の細胞内でエネルギーを作り出しているミトコンドリアは、太古の昔はアメーバのような微生物だったと考えられています。それが共生細菌としてヒトの細胞に入り込み、いつかヒトのエネルギーを作り出すエンジンのような存在になったと言われています。

このように体内に取り込まれた細菌の数は数知れず、ですが、本書でご紹介したいのは、今日、共生細菌として棲んでいる独立した細菌です。

その代表格が腸内細菌ですね。腸内には何百兆個（数ははっきりしません。個人差も大きいようです）もの細菌が棲んでおり、我々の健康にとってなくてはならない働きをしています。

その関係で面白いのはクロストーク（情報交換）。細菌と我々の体とが様々の情報交換をすることが、お互いにとってとても有用であることです。前述のグラム陰性菌は特に細胞壁が薄く、クロストークの主役を演じてくれているようです。

どんな細菌？

よく知られた細菌をグラム陰性菌、グラム陽性菌に分けるとこんな感じ。

細菌

LPSを持つ菌

グラム陰性菌

・酢酸菌→酢酸醗酵
・キサントモナス菌→キサンタンガム
・ザイモモナス菌→テキーラ
・パントエア菌

・大腸菌
・コレラ菌
・サルモネラ菌
・緑膿菌
・歯周病菌

LPSを持たない菌
（ペプチドグリカンが厚い菌）

グラム陽性菌

・乳酸菌→ヨーグルト
・ビフィズス菌
・枯草菌（納豆菌）

・黄色ブドウ球菌
・結核菌
・炭そ菌
・腸球菌
・肺炎球菌
・溶連菌
・ボツリヌス菌

前述のようにグラム陰性、グラム陽性という違いには、ヒトの体にとってよいか悪いかは関係ありません。グラム陰性菌の中には有用な菌も病原性の菌もあります。

グラム陰性菌の中の有用な菌には次のようなものがあります。酢を作る時に使われる酢酸菌、テキーラの発酵に使われているザイモモナス菌、食品増粘多糖であるキサンタンガム（食べ物のとろみや粘りを出すもの、ペクチンなど）を産生するキサントモナス菌、多くの食用植物に共生し、果物のカビの繁殖を抑えるパントエア菌などです。

これらはみなリポポリサッカライド（リポ多糖）、すなわちＬＰＳを持っています。

ＬＰＳはどこにある

ＬＰＳはグラム陰性菌であれば、どんな菌にでも存在します。ただ、どうせなら細菌自体も食経験があって、安心で有用な方がいいですよね。そこで、ある研究者達に選ばれたのがパントエア菌です。

パントエア菌は、植物の小麦やイネ、リンゴや梨に共生するグラム陰性菌の一種で、土壌にも棲んでいます。土壌および植物（小麦、イネ、サツマイモ、リンゴやナシなど）に広く存在しています。これらの植物に対しては、土壌の窒素の固定や無機リンを溶解することによって、その成長を促進する作用があります（Dutkiewicz J, Ann Agric Environ Med. 23: 206-22 (2016)）。

またカビの繁殖を防ぐ作用があることから、欧州では、保存中のリンゴやナシのカビによる病気を防ぐために菌を吹きつけるバイオ製剤としても使われています。

他にもこの菌は、ライ麦パンの発酵中にも増えています。この菌が増殖して葉酸を産生し、それが乳酸菌の増殖（発酵）を助けるためです（Kariluoto S, Int J Food Microbiol. 2006 Feb 1:106(2):137-43.）。

このようにパントエア菌という名前は初耳でも、現在我々が食べているもののどこかで既に活躍しており、何度も口にしているものでもあります。パントエア菌由来のＬＰＳが含まれている食品については後述するので、ぜひ参考にしてください。また食事で摂るのが難しい人は、サプリメントもあります。

ＬＰＳとパントエア菌の関係は、次のイラストを見ればわかると思います。菌の細胞壁を拡大すると、脂質が二重の膜になっています。その外側の膜のさらに外側にＬＰＳが並んでいます。

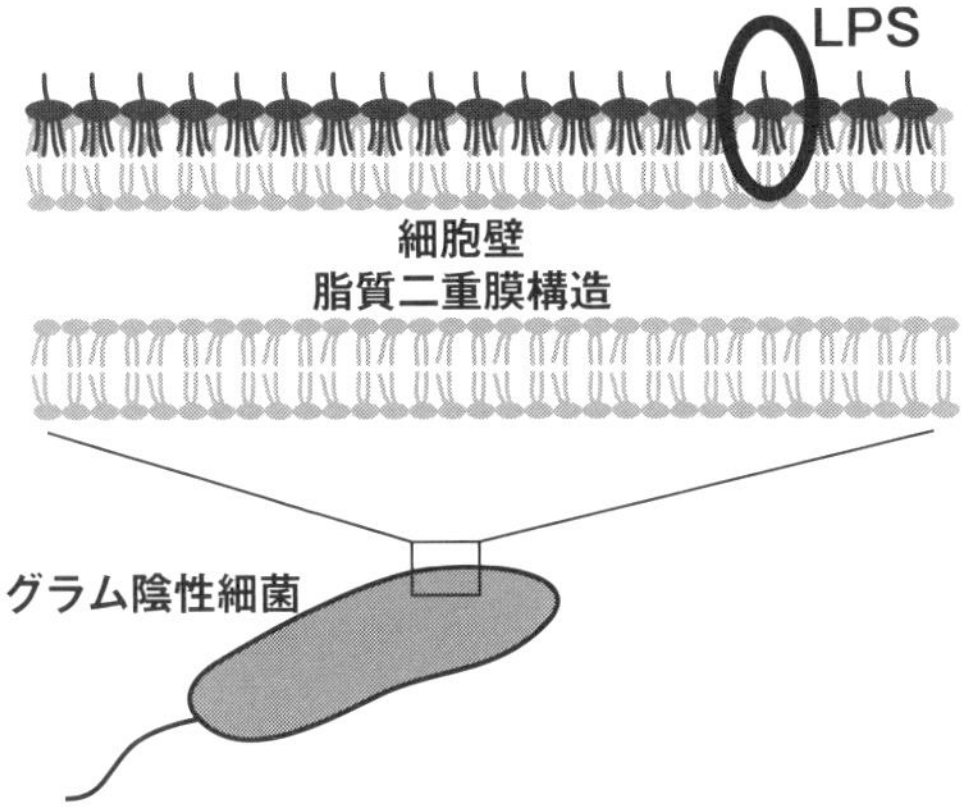

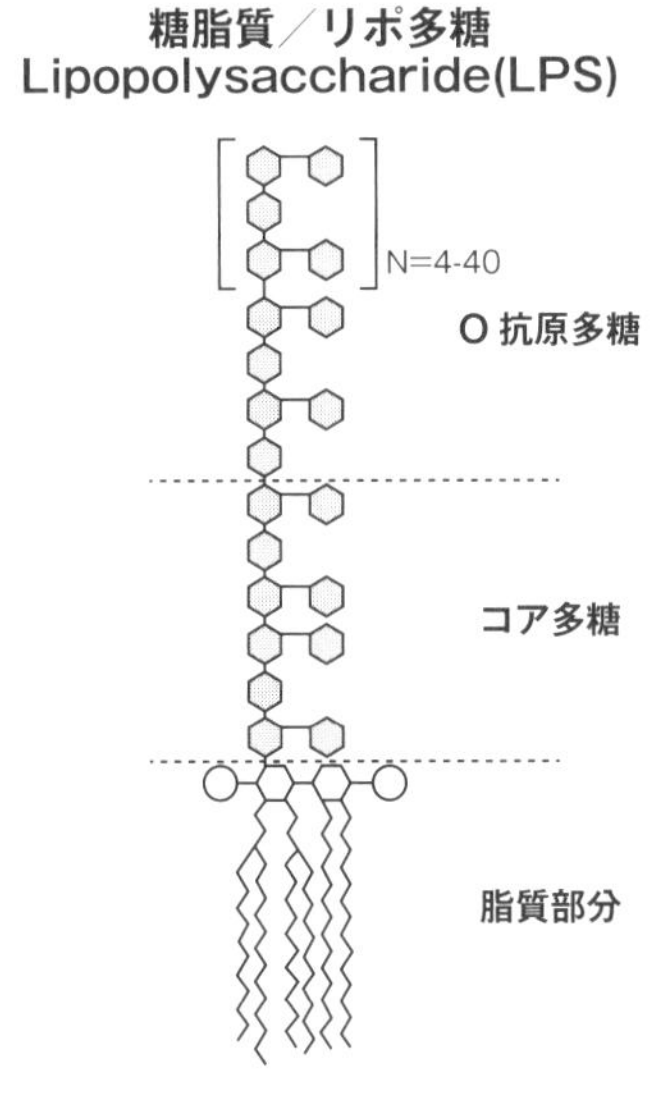

LPSはマクロファージを活性化する

ＬＰＳの最大の働きは、我々の体内でマクロファージ（食細胞）など自然免疫系の細胞を活性化することです。

マクロファージは今日、かなり知られた存在になりましたね。体中に存在している免疫細胞で、我々の免疫システム、特に自然免疫と呼ばれる最も根本的な免疫の中心的な働きを担っています。

その働きの基本は「食べる」ということ。例えば細菌やウイルス、がん細胞など体にとって不用な物、有害なものを発見するや否や片っ端から食べてしまいます。この「食べる」という仕事を貪食《どんしょく》ともいいます。

異物を何でも食べてしまうことから、マクロファージのことを大食細胞と呼ぶこともありますが、大食は大食でも無芸大食のそれではありません。無芸どころか多芸多才、全身様々なところで八面六臂の大活躍をしています。

この細胞のおかげで我々は病気から体を守り、傷を修復し、代謝を調節して健康を維持することができているのです。

もっともマクロファージの多彩な仕事ぶりは比較的最近わかったことで、以前は単純に何でもバクバク食べてしまうだけの貪食、大食の輩に過ぎないと思われていました。それどころか近年は、マクロファージが様々な病気の原因になるという情報も多く、誤解されているきらいもあります。

でもそれは、マクロファージの限定的な側面をみているにすぎません。マクロファージが病気の原因になっているのではなく、不摂生な生活が続いてマクロファージが正しく働けなくなっている状態＝病気、という見方が正しい。後述しますが、マクロファージの仕事全体を見ると、その多彩で生真面目な働きぶりがわかると思います。

自然免疫と獲得免疫

まずはマクロファージが属する免疫システムについてです。

〝免疫〟というと今日、多くの人は「二度かかった病気には二度とかからないこと」と考えています。この場合の病気とは感染症です。例えばはしかや風疹、おたふく風邪。そのしくみを利用した予防注射で、現代人は「免疫とはこういうものだ」と認識してきました。

一度かかった病気（感染症、伝染病）には二度とかからない。それは昔から、何となくわかっていたことかもしれません。記録としては、紀元前5世紀のヨーロッパでのペストの流行時が史上初めてと言われています。その後もこの不思議な現象は多くの人の知るところとなり、19世紀末の微生物学者パスツールによって学問的に認められました。

病原体の存在する感染症においては、一度その病気にかかると体が病原体を記憶し、同じ病原体が再び入ってきた時に、戦い方がわかっていてその病原体をやっつけることができる。経験済みの病原体（抗原）に対し、記憶にもとづいて最適な弾（抗体）を作って応戦する。それが同じ病気にはかからない、ということですね。

この「二度なし現象」は、免疫は免疫でも獲得免疫と言います。

もう1つ、もっと根源的な免疫があります。それは生まれて初めて出会う細菌やウイルスでも発見できて、見つけ次第「敵！」と認識して闘い、これを排除する働きです。生まれつき自然に敵を認識して闘うので自然免疫と言います。

〝免疫〟には、大きく分けて獲得免疫と自然免疫があるということ。現代人は、どちらかと言えば獲得免疫だけを免疫だと思ってきたようです。

けれども今、あらためて注目を浴びているのが自然免疫の方です。

数億年を生きてきた昆虫には自然免疫しかない

地球上の生物の中で、獲得免疫を持つのは脊椎動物のみです。ヒトなどの哺乳類、鳥類、魚類、両生類など。脊椎、つまり背骨のあるのが脊椎動物です。

それ以外の動物、例えば地球上のありとあらゆる環境に適応し、数百万を超える種を持つ昆虫には獲得免疫はありません。ヘルパーT細胞もB細胞もありません。

にもかかわらず昆虫は、数億年もの間、進化を繰り返しながら地球上に満ち、繁栄を築いてきました。その数億年の歴史を生き抜くのに獲得免疫はいらなかったことになります。


では昆虫は病気にならないのでしょうか。感染症はないのでしょうか。

そんなことはありませんね。昆虫も、細菌やウイルスに感染して病気になります。そしてそうした病原体を排除する力、免疫力があります。ただし彼らの免疫は、マクロファージ（食細胞）を主軸とした自然免疫だけです。

もちろん脊椎動物にも自然免疫があります。獲得免疫系の細胞は、自力で病原体を認識することはできません。マクロファージなどの自然免疫系の細胞が異物をみつけ、これを食べて噛み砕いて獲得免疫系に提示（抗原提示）してはじめて、獲得免疫系は異物の正体に気づきます。はじめに自然免疫ありき、なのです。

人間の赤ちゃんも、生まれてからしばらくの間は、自然免疫で病気から身を守っています。毎年変異するインフルエンザや風邪のウイルスに打ち勝ち、あるいは感染しても治り、成長していきます。それは初めて出会う病原体を敵として認識し、戦う自然免疫が働いているからだと言えるでしょう。

自然免疫はどうやって病原体に気づくのか

実は全ての植物、動物には自然免疫が備わっています。自然免疫系の細胞は、なぜ、これまで一度も会ったことのない病原体を見つけてやっつけられるのか。近年、急速に自然免疫の秘密が解き明かされつつあるのです。

けれども本当に初めて会った相手を敵だと認識できるのか。なぜそんなことができるのか。この疑問を解き明かした研究が２０１１年、ノーベル医学・生理学賞を受賞しました。受賞者は米スクリプス研究所のボイトラー博士、仏分子細胞生物学研究所のホフマン博士、米ロックフェラー大学のスタインマン博士の３氏です。

ボイトラー博士とホフマン博士の研究が「自然免疫系の活性化に関する発見」。その中でショウジョウバエの持つトル（Toll）受容体と呼ばれるタンパク質が、病原性微生物を発見することが指摘されています。ハエのような下等な動物にも、初めて出会う病原体を認識する能力があり、どこで認識しているかがわかった、ということです。

ハエでなくても、ヒトのような高等な哺乳類においても当然こうした働きがあり、自然免疫がそれを担っていることがわかってきました。

トルというタンパク質はハエだけでなく全ての昆虫にあり、哺乳類、そしてヒトにもよく似たものがあります。ヒトのそれは、トル受容体に似ているのでトル様受容体4（Toll-like receptor 4，TLR4）と呼ばれています。（ヒトの免疫細胞マクロファージにあるTLR4については171ページに詳しく述べています）

自然免疫においては、異物がどんなものであるかをざっくりと大づかみします。免疫学でいうところのヒトには無い特別な構造（特異性）にはこだわりません。細菌なら、どんな細菌でどんな特徴があって、といった細かい情報はさておき、細菌が共通してもっている特徴をとらえて認識しています。

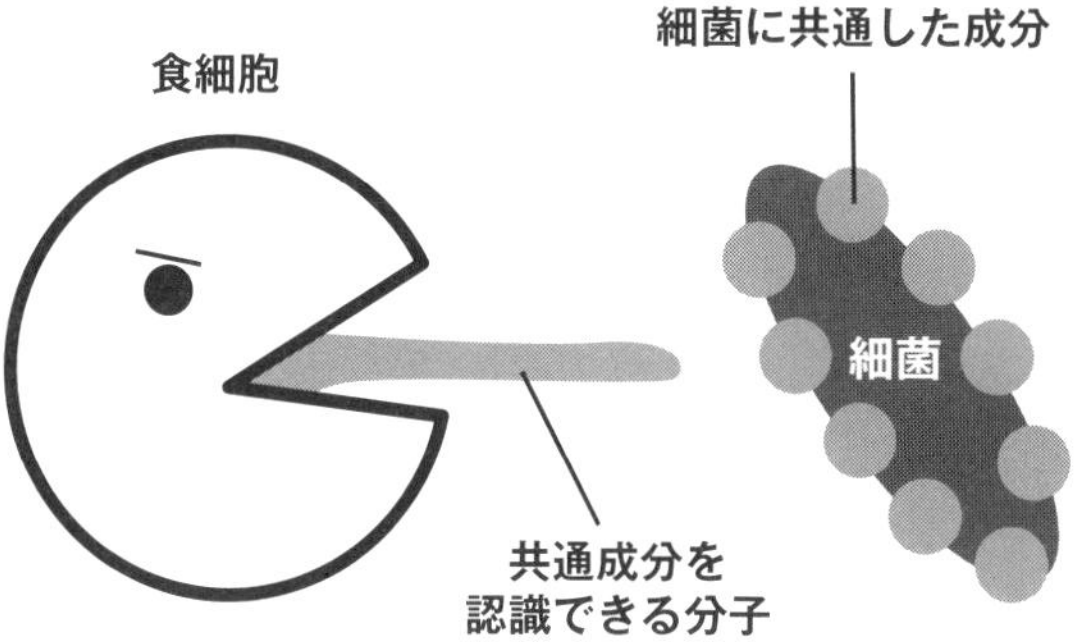

まずマクロファージが食べる。抗原提示が起こる

自然免疫という免疫の最前線における一番の働き者は、ちょっと前のページでご紹介したマクロファージです。マクロファージは、全身いたるところに存在します。そして細菌、ウイルスなどの病原体、花粉やホコリなど外部から来た異物、体内では死んだ細胞、がん細胞、腎臓結石、変性タンパク質アミロイドβ、酸化ＬＤＬなどをせっせと食べて処理しています。

そうして、ここが肝心ですが、自分が食べたもの（抗原）のかけらを獲得免疫のＴ細胞に渡し（抗原提示）ます。そうして次なる対応策をT細胞に任せるのです。

次なる対応策とは、マクロファージから渡されたもの（抗原）が何で、それをどうするかを決めること。異物や病原体の詳しい情報を分析し、他の免疫細胞たちにデータ記憶や攻撃命令を出すことです。

獲得免疫というジャンルの免疫細胞たちは、異物や病原体が入ってきても自前では認識できず、発動できません。そしてもし自然免疫のマクロファージなどで処理がすめばそれでOK。働きません。マクロファージから始動の指示（抗原提示）があって初めて働き始めます。

もしマクロファージがこうした仕事をしてくれなかったら、我々の体はゴミだらけになり、細菌やウイルスが引き起こす病気でボロボロになってしまうでしょう。マクロファージの「食べる」処理は、全ての免疫反応のスタート地点であり、時には戦いの火ぶたを切る狼煙になるというわけです。

マクロファージ、生物進化史上最古の免疫細胞

体に侵入してきた病原体や体内の異物などに真っ先に立ち向かうマクロファージ。その起源について少し説明させて下さい。

ヨーグルトから乳酸菌を発見したロシアの学者エリー・メチニコフは、マクロファージ（食細胞）が、すべての多細胞動物に共通して存在する免疫細胞であることを発見し、１９０８年にノーベル賞を受賞しています。メチニコフによれば、海綿にも、クラゲにも、ミミズにも、ミジンコにもマクロファージ（食細胞）がいるそうです（『メチニコフの炎症論』　文光堂刊　１９７６）。

地球上に最初に多細胞生物が誕生したのは10億年前。それはいくつかの単細胞の原生生物が集まった群体が始まりだったと考えられています。現存するのは6億年くらい前に登場した海綿という生物。食細胞の単細胞動物が集合して群体を作り、分化したのが海綿ということです。海綿が海の生物であることを知らない人もいるかもしれません。今もエーゲ海のお土産として、乾燥させたスポンジ状の海綿（英語でシース

ポンジ）が売られています。

さてマクロファージ（食細胞）は、6億年前の海綿の中にも生きていました。つまり多細胞動物進化史上、最古の免疫細胞だと言っていいようです。

マクロファージは呼吸し、餌をとり、消化し、代謝し、分裂して増え、そして異物認識、生体防御などをこなします。現代なら働いて子どもを産み育て、掃除洗濯全てをこなし、強盗だって撃退する肝っ玉母さんのようです。

またご先祖様（6億年前）の性質を脈々と受け継いでいるので、一種の幹細胞のような性質も知られています。他の全ての種類の細胞は、全てこの原始マクロファージが分化し進化したものだと考えられています。

最古の免疫細胞としてその存在が明らかになったのは19世紀末。先程も紹介したメチニコフが、ヒトデの幼生にバラのトゲを挿すと、集まってきてその異物を食べてしまうアメーバみたいな細胞があることを発見しました。その細胞は病原体を食べて殺していることを発見、食細胞と名付けました。

マクロファージの組織分布

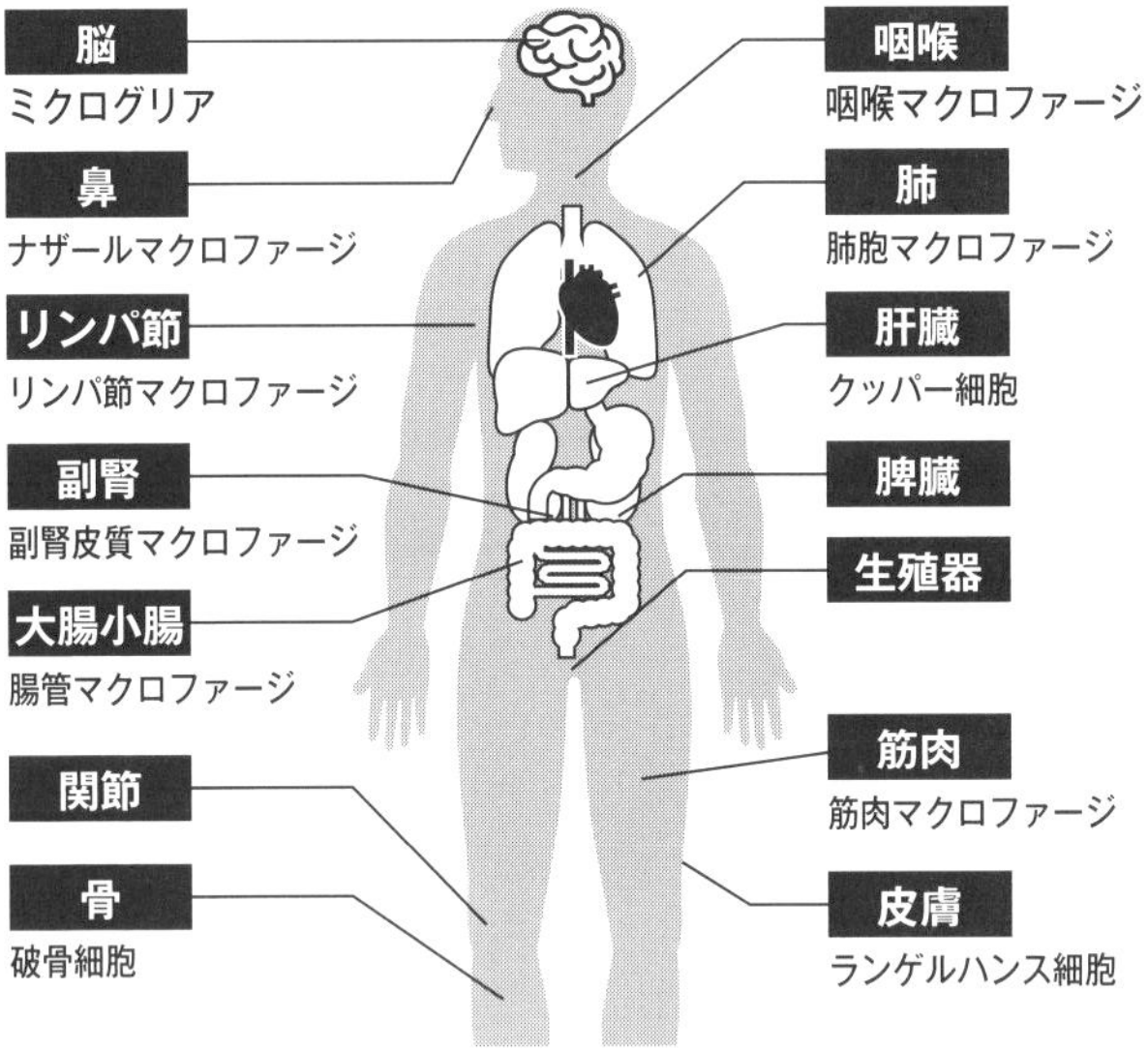

全身の臓器で働くマクロファージの仲間たち

マクロファージという細胞は、全身の組織に棲んでいて、それぞれの場所で、それぞれの仕事をこなしています。そのためそれぞれが異なる名称をつけられています。

図を見るとわかる通り脳にはミクログリア、鼻にはナザールマクロファージ、のどには咽頭マクロファージ、リンパ節にはリンパ節マクロファージ、胸腺には胸腺マクロファージ、肺には肺胞マクロファージ、肝臓にはクッパー細胞、副腎には副腎皮質マクロファージ、腸管には腸管マクロファージ、皮膚にはランゲルハンス細胞、筋肉には筋肉マクロファージ、骨には破骨細胞といった具合です。

このように並べると、心臓にはいないのか、胃にはいないのか、と思うかもしれませんが、ちゃんといます。いないと大変なことになります。なぜかというと我々の体は全て細胞でできていて、寿命が来るとみな死んでしまいます。死んだ細胞を除去してきれいに保っているのがマクロファージだからです。

ここでは、その働きが特徴的で話題になりやすいものを挙げています。実際には全身のあらゆる臓器、あらゆる場所にマクロファージが棲んでいて、常に周囲の状況を監視し、異物排除や傷の修復、臓器の活動のサポートなどに携わっています。

このように体の様々な臓器にいるマクロファージを組織マクロファージと言い、異物を食べて処理すること以上に、組織の修復や再生など健康と恒常性を守る仕事をしています。

ここでちょっと組織マクロファージのそれぞれの仕事を紹介してみましょう。

ミクログリア

脳の免疫を担っているのはマクロファージの仲間ミクログリアです。マイクログリア、小膠細胞とも言います。

この細胞は脳の中枢神経にいて、生い茂る枝のように突起を伸ばして周囲の細胞に接触し、常に異常がないかどうかを観察しています。

ひとたび異常が発見されると活性化し、ダメージを受けた細胞に対しては修復因子を出して助け、ダメージが強い細胞は排除します。また腫瘍細胞や細菌、ウイルスに対してはこれを殺傷し、アルツハイマー病の原因とされるアミロイドβタンパクも除去します。さらに死んだ脳細胞を食べて脳内をきれいに掃除してくれます。

腫瘍細胞や細菌を殺すために使われるのは炎症性サイトカイン、活性酸素、タンパク質分解酵素などです。

ただし加齢やストレス、生活習慣などで除去すべき異物が多すぎると排除のための炎症が長引き、健康な細胞にダメージが及ぶこともあります。

胸腺マクロファージ

胸腺は、骨髄で生まれた未熟なリンパ球T細胞を一人前に育てる臓器です。ここでは免疫の基本中の基本、自己と非自己を見分ける能力や、あやまって自己の成分に反応しない能力（アレルギーなどを起こさないように）などを試されます。

しかし胸腺に送られてきた未熟T細胞のうち95％は、ここでの厳しいテストに合格できず殺されてしまいます。そんな可哀そうな死んだT細胞を、やはりマクロファージはせっせと食べて成仏させています。

肺胞マクロファージ

肺にいるマクロファージは、現代人にとって特に重要です。この細胞は肺胞に侵入した汚染物質、たとえば大気中にある排気ガスや煤煙などに含まれる有害な粒子を食べてくれるからです。タバコの煙や感染症の細菌も同様で、マクロファージがこれらを取り込むことで肺を守ってくれています。

また肺では、二酸化炭素と酸素のガス交換のためにサーファクタントという界面活性剤（リン脂質とタンパク質）が分泌されています。この物質が古くなると呼吸ができなくなるので、やはり肺胞マクロファージが食べて処理します。すると新しいサーファクタントが作られ、肺の働きが維持されています。

脾臓マクロファージ

脾臓はそれ自体が免疫組織です。ここではリンパ球（抗体を作るB細胞）を成熟させたり、血液に紛れて侵入してきた病原体を捕まえて処理しています。また他にも古くなった赤血球を壊して鉄を回収して再利用にまわすなど、免疫とその周辺に関する様々な仕事をしています。脾臓マクロファージにもさらに色々なタイプがおり、分業体制で仕事をしています。

肝臓のクッパー細胞

肝臓にいるマクロファージはクッパー細胞と呼ばれています。肝臓は腸管で吸収された様々な物質を取り込んで代謝を行う化学工場です。栄養だけでなく病原体や有害な異物が紛れ込んでいると、クッパー細胞がこれを食べて処理します。

腸管マクロファージ

腸管は免疫システムの中でとても難しい仕事をしています。ここにはあきらかな異物(食物)が、毎日大量にやってくるからです。重要な栄養源である食物を安全に吸収するために、腸は独特なしくみを持っています。

まず腸管にはM細胞という独特の細胞がいて、ここにやってくる異物を常時モニタリングしています。そうして異物を取り込むや否や、腸管マクロファージに引き渡します。腸管は人体最大の免疫組織なので、腸管マクロファージはもちろん、その周囲にT細胞もB細胞もたくさん常駐しています。細菌やウイルスなどはM細胞から腸管マクロファージ、次にT細胞と引き渡され、たちまち分解されてしまいます。

ただし腸管は、食物を異物として攻撃しないよう免疫寛容というしくみがあります。腸管マクロファージは、異物をT細胞に引き渡しますが、ここでは過剰な反応や炎症は起こしません。そして死んだ腸の細胞の処理や傷ついた組織の修復などを行い、安定的な腸の働きを維持しています。

破骨細胞

骨にいるマクロファージは破骨細胞と呼ばれています。

骨は硬くて変わらないイメージですが、実は新陳代謝によって1年くらいかけて作り換えが行われています。破骨細胞は古くなった骨を溶かし、その後に新しい骨の再生が始まります。

また骨は、カルシウムなどミネラルの貯蔵庫です。体がミネラル不足になると破骨細胞が骨を溶かして、ミネラルの供給を助けています。

皮膚のランゲルハンス細胞

皮膚にいるマクロファージはランゲルハンス細胞です。皮膚は外部から侵入する細菌などの病原体や化学物質、紫外線、温熱などの刺激をキャッチし、他の免疫細胞を誘導したり、傷を修復したりして皮膚の健康を守っています。また、炎症が行きすぎないように制御したりしています。

以上のように体中に様々なマクロファージの仲間（組織マクロファージ）がいます。繰り返すと、そこでは炎症を起こして異物や外敵を殺傷すること以上に臓器の修復と再生、何より恒常性を維持するために働いているのです。

抗原提示、自然免疫から獲得免疫へのバトンタッチ

マクロファージの仕事の基本は異物を食べて処理すること。細菌やウイルスなどの病原体、ダニ、ホコリ、花粉、化学物質等、そして死んだ細胞。これらをせっせと食べて処理します。不用なもの、有害なものを処分することから、マクロファージのことを「掃除屋」と言ったりしますが、単なる掃除でないことは既にご理解いただけたと思います。

マクロファージのさらなる仕事に、自分が食べて処理したもののかけらをT細胞に渡すという任務があります。数ページ前にさらっとご紹介しましたが、これは、食べた異物（抗原）をT細胞に知らせる（提示）という重大な意味があります。ここで自然免疫から獲得免疫へのバトンタッチが行われているのです。

この抗原提示から先の反応が獲得免疫。一度認識された病原体を忘れずにしっかり記憶し、二度目に備えます。

獲得免疫には記憶細胞というメンバーがいて、文字通り病原体がどんなヤツだったかを遺伝子レベルで、新たに記憶します。そうして同じ病原体が侵入してくると、前回の記憶、認識をもとに、その病原体（抗原）専用の弾（抗体）を作って攻撃します。

記憶細胞はその名の通り記憶力がいいので、一度覚えた病原体を忘れません。なので病原体は、二度目に侵入した時には正体がバレています。しかもその病原体（抗原）専用の弾（抗体）で攻撃されるので、ひとたまりもありません。かくして同じ病気には二度とかからない「二度なし現象」が成立します。

ちなみにマクロファージの仲間で、抗原提示に特化した仕事をしているのが樹状細胞という免疫細胞です。

この細胞はマクロファージ同様、体内でみつけた異物を食べ、そのかけらを獲得免疫のT細胞に渡して（抗原提示）、異物が何であるかを伝えます。マクロファージほど色々な仕事はできない代わりに、抗原提示に関しては非常に強力であることから、近年大変注目が集まっています。

免疫細胞総選挙、見事な役割分担と連携プレー

自然免疫と獲得免疫は、それぞれがバラバラに機能しているのではなく、常に連携し、情報を交換し、細胞たちの住みかであるヒトの健康を維持するために働いていま す。マクロファージはちょうどその架け橋となって働いていると言っていいでしょう。

ここで自然免疫と獲得免疫のメンバーを簡単に紹介しておきます。

まず自然免疫グループの最大勢力マクロファージ。ほかに、細菌やウイルスの侵入時まっ先に、とにかく一番早く現場に駆けつけて病原体をやっつける好中球という細胞がいます。好中球は顆粒球と呼ばれるタイプで、同じ仲間に好酸球がいます（好酸球は第一部で紹介した好酸球性副鼻腔炎の原因でもあります）。好酸球は、今は少なくなった寄生虫をやっつける仕事で知られる免疫細胞です。同様の働きをする顆粒球に好塩基球がいます。

顆粒球の〝顆粒〟とは敵をやっつける武器で、例えば抗菌ペプチド、タンパク質分解

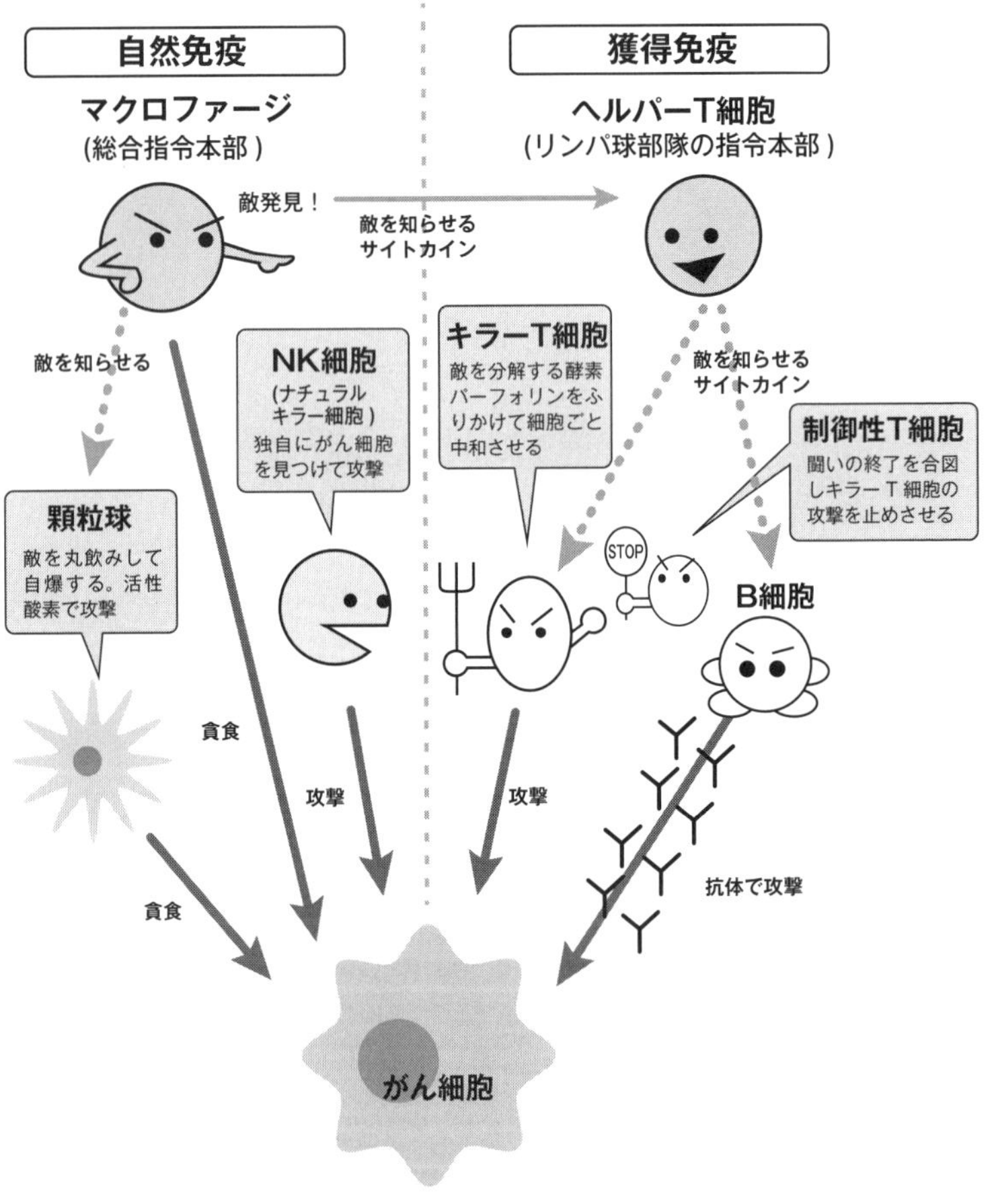
自然免疫
獲得免疫
マクロファージ
(総合指令本部)
ヘルパーT細胞
(リンパ球部隊の指令本部)
敵発見！
敵を知らせる
サイトカイン
敵を知らせる
NK細胞
(ナチュラル
キラー細胞)
独自にがん細胞
を見つけて攻撃
キラーT細胞
敵を分解する酵素
パーフォリンをふ
りかけて細胞ごと
中和させる
敵を知らせる
サイトカイン
制御性T細胞
闘いの終了を合図
しキラーT細胞の
攻撃を止めさせる
顆粒球
敵を丸飲みして
自爆する。活性
酸素で攻撃
STOP
B細胞
貪食
攻撃
攻撃
貪食
抗体で攻撃
がん細胞

酵素、活性酸素産生タンパク質などがあります。

他に単独で、がん細胞やウイルス感染細胞をやっつけるナチュラルキラー（ＮＫ）細胞がいます。

次に獲得免疫。こちらはリンパ球といわれるタイプ。有名なのが、ここでも何度か登場しているＴ細胞です。

Ｔ細胞にはヘルパーＴ細胞、キラーＴ細胞などがいますが、中でも司令塔と言われるリーダー格がヘルパーＴ細胞です。

ヘルパーＴ細胞は、マクロファージなどから抗原提示を受けると活性化し、キラーＴ細胞やＢ細胞に戦闘開始を促します。キラーＴ細胞は〝キラー〟というくらいですから凄腕の殺し屋であり、指令を受けて活性化すると病原体に戦いを挑みます。一方Ｂ細胞は、データにもとづいて、敵にぴったりの弾（抗体）を作ってから参戦します。

アレルギーはなぜ起きる? Th1とTh2のバランス

獲得免疫の司令塔ヘルパーT細胞。アレルギー疾患における免疫の暴走は、どうやらこの賢いはずのヘルパーT細胞に問題があると考えられています。

ヘルパーT細胞は発動するといくつかのタイプに分かれます。それは細菌やウイルスなどに対応するTh1タイプと、それ以外の異物(花粉、ダニ、ホコリなど)に対応するTh2が主になります。

なお、ある種の自己免疫疾患に関与するTh17や、後述する炎症反応を抑制する制御性T細胞(Tレグ)もヘルパーT細胞の仲間です。

さてTh2は活性化するとB細胞に指令を出し、異物(抗原)をやっつける抗体が作られます。アレルギーを起こすのはB細胞が変身(分化)して作る特殊なIgE抗体です。

このIgE抗体は肥満細胞にくっついており、異物(抗原)が体内に入ってくると肥満細胞からヒスタミンなどが放出されます。これによって血管が拡張し、アレルギー

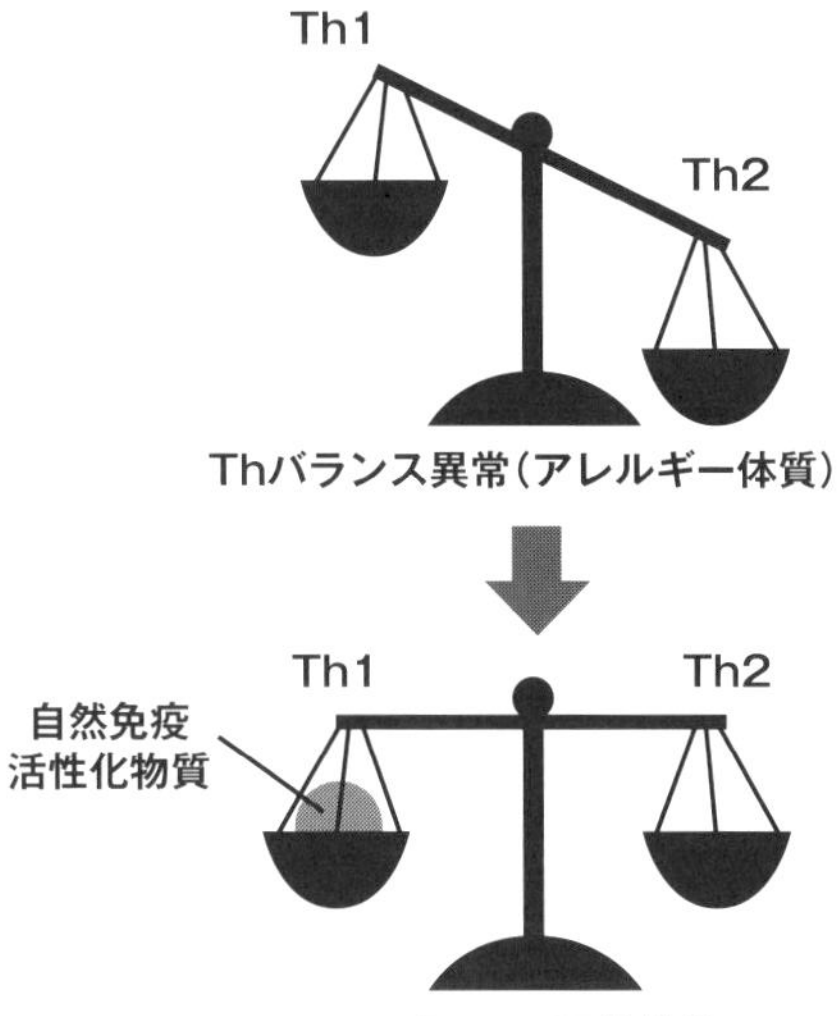

症状が現れます。
ヘルパーT細胞の未熟な細胞（Th0）がTh1、Th2に変身（分化）するのは、最初に何に出会ったかによります。マクロファージや樹状細胞が細菌やウイルスに出会えば、どちらかというとTh1を誘導する情報を出し、花粉やダニに出会えばTh2を誘導する情報を出します。そうすると未熟なT細胞はTh1かTh2に分化するのです。
上の図を見て下さい。アレルギー疾患患者の免疫バランスは上の天秤。花粉やダニなどに反応するTh2側に傾いています。Th2（ヘルパーT細胞のアレルギータイプ）は花粉やダニなどに激しく反応し、キラーT細胞やB細胞などに攻撃命令を出し続けます。その結果、鼻やのど、皮膚、気管支などではアレルギー症状（炎症）が続いてしまうと考えられています。

後述するように、細菌がいなくなった現代の生活環境は免疫バランスがＴｈ２に傾きやすくなっています。

死んだ細胞に反応してＴｈ２に傾く？

アレルギー体質を誘導するＴｈ２細胞を活性化する原因は、花粉やダニなど外部からもたらされた異物だけではありません。自身の死んだ細胞も大きな原因になっていることがわかってきました。

ヒトの細胞はみな、寿命がくれば死にます。死んだ細胞はすぐにマクロファージがきれいに除去して、そうして新しい細胞がとって代わり、生体の恒常性が保たれます。

しかし死んだ細胞が除去されずにいつまでも留まっていると、様々な不具合が生じます。その1つがT細胞の分化で、未熟なT細胞が死細胞から放出されたDNAと出会うと活性化して、Th2タイプになってしまうのです。(Imanishi T, Nat. Commun. 5:3566 (2014) doi: 10.1038/ncomms4566)

現代においてアレルギー疾患が増え続けているのは、細菌やウイルスなどの病原体より、花粉やハウスダスト(ダニ)、あるいは今述べた自分の死んだ細胞などが環境に比較的多く存在しているからだと考えることができます。これもやはり、近代化に伴う衛生状態の変化に由来すると言えるでしょう。

寄生虫の激減がアレルギーに影響?

ちなみにアレルギー疾患を引き起こすIgEを誘導するTh2は、昔から花粉やダニに強く反応していたわけではありません。その主な対象は寄生虫でした。日本でも1960年代くらいまでは、ギョウチュウや回虫、サナダムシなどの寄生虫がお腹にいる人はたくさんいたのです。

　その頃までＩｇＥを誘導するＴｈ２は、寄生虫対応に追われていたので、花粉などに気をとられているひまはありませんでした。

　その寄生虫もほぼ駆逐され、仕事が激減してしまったＴｈ２が反応しているのが花粉やハウスダスト（ダニ）。本来何の害もない、ただのホコリなのです。

　ちなみに免疫細胞の仲間、顆粒球の一種である好酸球も、昔から寄生虫と闘う免疫細胞です。今は、アレルギー疾患に深く関わっています。関わっているというより、主犯であることがあります。第一部で述べた好酸球性副鼻腔炎では、なぜか副鼻腔に好酸球が大集結して炎症を起こしています。またアレルギー疾患の中には、好酸球の数がグンと増える病気があります。

　やはり好酸球も敵（寄生虫）がいなくなって、身の置き場がないのでしょうか。気づくと花粉やＰＭ２・５などの異物が飛んでくる。アルミサッシなどで密閉度の高くなった住宅では一年中ダニがわき、それが死んでもハウスダストとなって舞い上がる。鼻腔に集まるこうした異物を寄生虫に代わる敵とみなして、好酸球は闘い炎症を起こしている。そう考えなければ説明できないのがアレルギー疾患です。

さて有史以来、人類は何万年もの長い間、時に細菌と闘い、寄生虫と闘い、時に共存しながら生きてきました。免疫も、膨大な数の細菌と接触する環境で免疫バランスをとってきたのです。

しかし突如として細菌が（寄生虫も）激減してしまい、代わって花粉やハウスダスト（ダニ）が増えてしまったのですから、バランスが大きく狂い、アレルギー疾患の増加につながってしまったと考えられます。この免疫バランスを正常にすることが、多くのアレルギー疾患を治す方法になるのですが、それが今のところうまくいきません。

やはり本書で提案するＬＰＳ（安全な細菌成分）を摂取し、マクロファージを介してＴｈ１側を活性化し、傾いてしまった免疫のバランスを整えてあげるとよいのではないでしょうか。

大注目、制御性T細胞（Tレグ）

免疫細胞の中で、今日、最も脚光を浴びているのはT細胞の一種である制御性T細胞かもしれません。

制御性T細胞、レギュラトリーT細胞（regulatory T cell）とも言います。最近は売れっ子ラッパーのようにTレグなどと愛称で呼ばれています。

この細胞の特徴は、免疫細胞であるにもかかわらず戦いを鎮めること、免疫細胞達が敵だと思って必死に戦っているのをやめさせる（制御）ことです。

アレルギー疾患の急増する今日、Tレグが注目されるのは無理からぬことです。花粉症やアトピー性皮膚炎、あるいは好酸球性副鼻腔炎なども、免疫の過剰反応が原因だと考えられています。また関節リウマチなどの自己免疫疾患でも、よりにもよって免疫細胞が自分の成分を攻撃しています。過剰反応どころか大暴走です。

これらの病気は、免疫システム全体のバランスが壊れて起こっている現象であり、本来はTレグがしっかり働いていれば起きないこと、と言っても過言ではありません。そもそもなぜTレグがきちんと働いてくれないのでしょうか。数が足りない？　働きが悪い？　働いても間に合わない？　など原因を解明しなければなりません。

そこで今、Tレグをいかに奮い立たせ、アレルギー疾患などの改善につなげるかの研究が進んでいます。

ちなみに制御性T細胞を世界で初めて発見したのは、大阪大学免疫学フロンティア研究センターの坂口志文教授です。１９９５年のことです。

Tレグを増強することができれば、アレルギー疾患や自己免疫疾患、さらには臓器移植の際の拒絶反応の抑制など多くの難しい病気の治療に生かせることになります。

（参考）https://www.osaka-u.ac.jp/ja/news/storyz/storyz_research/201312_special_issue01

そして驚くべきことに、Tレグ細胞は、本書でご紹介しているＬＰＳで活性化することがわかってきました。Ｔｈ１だけでなくTレグも増強するのですから、ますます免疫バランスを正常化するために有用だと言えそうです。

衛生仮説とは何か

本書のテーマである鼻やのどの病気において、近年、好酸球性副鼻腔炎や花粉症、慢性上咽頭炎など免疫の異常反応とみられる病気が増えています。これらの病気はアレルギー疾患、あるいはその周辺の病気であり、現代病とも言われます。

ということは現代、つまり近代化した社会、文明の発達した都市型の生活に大きな原因があるということになります。

近代化した都市型の生活とは一体何でしょう。

そのキーワードは「清潔さ」です。

昔の日本、例えば昭和40年代の高度成長期くらいまでは、子どもはみんな山や川、たんぼで泥んこになって遊んでいました。転んで手足をすりむいたり、蜂に刺されたりして、年中小さな傷が絶えませんでした。中には肥溜めに落ちた子もいましたね。ニワトリ、牛、豚などの家畜も身近にいて、朝エサをやったニワトリが晩ご飯で鶏鍋になっていたりして、それはワイルドな暮らしでした。

そんな暮らしを最近の若いママ達が見たら、悲鳴を上げるに違いありません。

今は誰もが外から帰ったら即うがい、念入りに手洗い。洗剤も石鹸も除菌剤入り。毎日入浴し、朝シャンし、除菌スプレーで体臭を消し、ＴＶをつければコマーシャルは「除菌、殺菌、滅菌」。

こうした清潔第一の生活の果てに、アレルギー疾患の増加があるのではないか、というのが衛生仮説です。

昔と今の生活の大きな違いは、ひとことで言えば細菌の有無です。現代の衛生的な生活環境には、昔たくさんいた細菌がいなくなってしまいました。ほとんどの細菌は無害ですが、神経質になるほど除菌・殺菌・滅菌に勤しんだために、いないわけではありませんが、量も種類も圧倒的に少ない。激減しているのです。

細菌との触れ合いが激減したことでヒトの免疫システムがバランスを壊し、Ｔｈ２に傾いたため、病原体でも何でもないものに過剰に反応するアレルギー疾患の増加につながったのではないか、と考えられています。

衛生的な生活とアレルギー、先進国の宿命

衛生環境が良くなることがアレルギー疾患の増加につながる。これは日本だけの現象ではありません。欧米諸国、先進国のほぼどこでもアレルギー疾患は増えています。そうして多くの研究者は、生活環境が衛生的になったことが原因ではないか、と考えました。

有名なのが前述の衛生仮説。１９８９年に、イギリスの Strachan 博士が唱え、世界中に広まりました。

同氏は１９５８年にイギリスで生まれた１７０００人余の子どもを対象に、兄弟の数やアレルギー疾患発症数などを調査しました。その結果、「生活環境の変化や兄弟姉妹の数が、アレルギー疾患の発症と関係があるのではないか」と考えました。

生活環境が衛生的になったということだけでなく、少子化で家庭内の子どもの数が減り、兄弟間で病気をうつしあう機会が減ったことも一因ではないか、と考えたのです。(Strachan DP, BMJ 299: 1259-1260 (1989))

その後、世界各地でアレルギー疾患と衛生的な環境、細菌や感染症との関係が研究されるようになり、「衛生仮説」を裏付けるデータが次々と発表されました。今日、アレルギー疾患の環境的な要因は、生活が衛生的になったことというのはほぼ定説になっています。

衛生的というのは、前の項でも述べたように、生活環境の中の細菌が減って、子ども達が成長過程で細菌と接触する機会が大きく減ったことを意味しています。

アレルギーを防ぐエンドトキシンとは何か

1989年に発表された「衛生仮説」は、その後様々な裏付けがなされていきます。その中でも有名なのが、ドイツ、オーストリア、スイスなどで行われたアレルギーに関する調査です。

ここからはNHKで2008年11月23日に放送された『NHKスペシャル　病の起

源　アレルギー』の内容をご紹介してみます。

１９９４年、国際機関ＩＳＡＡＣ（国際小児喘息・アレルギー調査）が、ザルツブルグの農村地帯ではアレルギーが少ないことを発表しました。農家の子は、農家以外の子に比べ、花粉症の割合が３分の１、喘息の割合が４分の１と少ないこと。その原因を追究すると、牛や羊などの家畜と接触する機会が多いかどうか、というものでした。

追及は続きました。それでは家畜の何がアレルギーを防ぐのでしょう。

ミュンヘン大学のエリカ・フォン・ムーチウス博士の研究グループは、ドイツ、オーストリア、スイスの３か国で、８００人以上のアレルギーの子ども、アレルギーでない子どもの普段生活している部屋のホコリを集め、何が含まれているかを調べました。その結果、アレルギーではない子どものマットレスから、ある共通した成分がみつかりました。それがエンドトキシン。グラム陰性菌の外壁に含まれる微量成分です。

(Braun-Fahrländer C, et al. NEJM: 347: 869-877 (2002))

エンドトキシン（endotoxin）。リポポリサッカライド（Lipopolysaccharide）とも言います。そう、本書でご紹介しているリポ多糖、ＬＰＳのことです。

ムーチウス博士の調査では、マットレスにLPSがどれくらい含まれていたかで花粉症の発症率が全く違っていたのです。LPSが一番少ないマットレスを使っていた子どもの花粉症発症率は15%。ほぼ都会の子と同じ。LPSが一番多いマットレスを使っていた子どもの花粉症発症率は、わずか2%でした。

すごいと思いませんか。今すぐこのマットレスが欲しいと思った人が、たくさんいそうです。

LPSは家畜の糞に生息する細菌の成分だった

こうした調査で、エンドトキシン（＝LPS）が多く含まれるマットレスで寝ている子どもほど、花粉症になりにくいことがわかりました。

LPSの発生源は家畜の糞。ドイツやオーストリアは牧畜が盛んです。家族経営の酪農家の家では、大人が幼い子どもを連れて牧場や畜舎で家畜の世話をすることでしょう。子どもは家や農場や畜舎で遊び、長い時間をそこで過ごします。乾いた家畜の糞から飛ばされたＬＰＳは人の体や衣服に付着して持ち帰られ、居宅の家具や寝具にもくっつくでしょう。そこで何年も暮らした子どもは、花粉症にはならない、というわけです。（以上、ＮＨＫスペシャルから）

この調査であきらかになったのは、アレルギー疾患を防いでいたのは、家畜の糞についていた細菌のＬＰＳだったということです。番組では、その細菌が何であったかまでは紹介されませんでしたが、それが病気と関係のないグラム陰性菌であればよいでしょう。

家畜や畑が身近にある暮らしは、昭和初期の日本では当たり前の光景でした。確かにその頃は膨大な種類の細菌が身の回りにいて、誰もが知らず知らずにＬＰＳを食べたり、吸い込んでいたと考えられます。そうした暮らしを続けていれば、きっと今日のようにアレルギー疾患は増えなかったでしょう。ただ、今さらそんな時代には戻れません。

共生菌が減ったもう1つの理由
抗生物質の乱用

清潔第一の時代に育った人は、生活環境だけでなく体の中からも細菌が減っています。

本章のはじめのところで述べたように、我々の体の細胞は、最近の説では37兆個。体にくっついて共生している細菌は100兆個。「ヒトは、合わせて137兆個の生き物だと思った方がいい」と、本書の監修者である稲川裕之博士は言っています。

さてその膨大な数の共生細菌、体のどこに一番多く住んでいるかと言えばやはり腸管です。乳酸菌メーカー・ヤクルト中央研究所のサイトでは、「腸内細菌の種類は1000以上、数は100兆個」とあります。数もさることながら種類もかなりのものです。

腸内細菌は我々の健康にとってかけがえのない存在であり、腸管でヒトとクロストーク（情報交換）をしながら、共存共栄をはかっています。腸内細菌がどんなに大切な存在であるかは、今や周知されたと言っていいでしょう。

ところが腸管に棲むこの大切な同胞が、大きなダメージを受けるのが抗生物質投与です。抗生物質は細菌を殺す薬。この薬によって腸管の細菌達もたくさん死んでしまいます。

もちろん抗生物質の目的は感染症の治療ですので、適切に摂取することは大事ですが、薬は原因菌だけを狙って作用してくれません。安心のために長期間乱用してはいけないのです。

かくして腸内細菌が減少し、アレルギーを持つ人が増えたのではないか、と考えられています。

乳幼児に抗生物質は危険？

ここで稲川博士のサイト『ひげ博士の最新免疫学講座』から、抗生物質とアレルギー

疾患に関する研究のお話を引用します。(LSIN New Letter No.33)

それは1998年に発表された、乳児期の感染症とアトピー性疾患（アレルギー）との関係を疫学的に調査した論文をもとにしています。

イギリスのオックスフォード近郊の1934人（1975―84年生まれ）について、過去にどのような感染症になり、どのような抗生物質投与を受けたかということ。そしてその後の喘息、花粉症、アトピー性皮膚炎などのアレルギー性疾患（アトピー）との関連性について調べたものです。

それによると、生まれてから一歳になるまでに、抗生物質の投与を受けたことがある子供がアトピーになるオッズが2・6ありました。細かく見てみるとすごいことが報告されています。皮膚感染症でペニシリンを使った場合は3・7倍、下気道炎や扁桃炎でセファロスポリンを使った場合はオッズが10・4倍と12・8倍、泌尿器疾患でマクロライドを使った場合は23・0倍となり、アトピー性疾患になりやすいということがわかったそうです。ただしこうした抗生物質の危険性は、3歳になるとかなり少なくなるといいます。(Farooqi IS , Thorax, 53: 927-932（1998）)

抗生物質がアレルギー疾患の原因になる可能性があることは、今日常識となりつつあります。日本の小児アレルギー治療の要である国立成育医療センターのサイトにも、次のような発表がされています。

「国立成育医療研究センターアレルギー科の大矢幸弘医長、山本貴和子医師らのグループは、2才までの抗菌薬の使用と5才におけるアレルギー疾患の有症率との間には有意な関連があり、抗菌薬を使用した群でアレルギー疾患の発症リスクが高くなることを成育医療研究センター内の出生コホートデータを使用した解析で見いだしました。」(Yamamoto Hanada K , Ann Aller Asthma Immunol, 119: 54-58 (2017))

腸内細菌の中には、アレルギー反応を抑制する制御性T細胞を育てる細菌クロストリジウム菌(グラム陰性菌)がいます。また腸管には自然免疫のマクロファージもたくさん棲んでおり、腸内細菌とクロストークをして免疫を活性化しています。抗生物質によって重要な腸内細菌が減少すれば、免疫バランスが変わってアレルギー疾患が増加するのは当然だと言えるでしょう。

細菌の一部のLPSなら大丈夫

アレルギーの増加の背景には、どうやら清潔になりすぎて細菌と接触する機会が減ったこと、さらに抗生物質の投与で腸内細菌が減ったことがあるようです。

この2つの背景のうち不用な抗生物質の投与を控えることは、前述のように最近ようやく周知されてきました（そもそも抗生物質は細菌にしか効かず、ウイルスには効きません。それなのに風邪などですぐ抗生物質を使うのは弱った体から細菌の二次感染を予防するためです。抗生物質の役割を知らないでいて、使い方を間違っていたヒトもたくさんいたのです）。

では細菌との接触はどうでしょう。畑や美しい野山を駆け回るのはよいでしょうが、今さら子供たちに都会の道端で泥だらけの生活をさせよう、と言っても賛同は得られないでしょう。それはそれで様々な感染症のリスクがあります。大人だっていやです。

そこで注目を浴びているのがＬＰＳなのです。

ちょっと前のページで、アレルギーにならない子はエンドトキシン＝ＬＰＳに多く接触していた、とご紹介しました。突然たくさんの細菌に触れさせるのは無理でも、植物と共生している土壌細菌、中でもグラム陰性菌の成分のＬＰＳなら全く安心です。

調べていくとＬＰＳは、食べたり、塗ったりすると、何より自然免疫のマクロファージを活性化することがわかりました。マクロファージがＬＰＳに触れて、Ｔ細胞にアレルギーを抑える情報やＴｈ１に向かう情報を提示すれば、Ｔｈ２に傾いて崩れてしまっていた免疫バランスも整うと考えられます。

第2章　LPSが免疫バランスをとる

LPSがマクロファージを活性化する

ＬＰＳの最大の働きは、自然免疫の中心的存在であるマクロファージを活性化することです。

マクロファージの働きをおさらいすると、まずこの細胞は免疫の最前線にいて、細菌やウイルスなどの病原体を食べ、病気から体を守っています。病原体だけでなく死んだ細胞も食べます。

他にも脳ではアミロイドβ、血管では酸化ＬＤＬ、腎臓では結石、古くなった骨など不用なもの、病気のもとになるゴミを処分するのはマクロファージの仕事です。がん細胞ももちろん食べて処理しています。また体中の全ての臓器に仲間がいてその臓器の仕事を助け、傷を治し、新陳代謝の調整をしています。

ちょっと前のページでも述べましたが、死んだ細胞を食べて処分するということは、大変重要なことです。死んだ細胞を処分しなければ、新しい細胞ができません。死んだ細胞を放っておくと未熟なT細胞が刺激され、アレルギー疾患になりやすくなります。また死んだ細胞を免疫細胞が異物として攻撃することから、アレルギーより深刻な自己免疫疾患につながる可能性もあるとされています。

従ってマクロファージを後述しますように適度に活性化するＬＰＳは、間接的に感染症を防ぎ、がんのような病気も防ぎ、全身の健康と恒常性を守っているということになります。

マクロファージの受容体ＴＬＲ４がＬＰＳをキャッチする

ＬＰＳは次のようにマクロファージに接触して活性化させます。
マクロファージの細胞表面には、細菌やウイルスをキャッチするためのレセプター（受容体）が10種類あるとされます。その10種類の中の４番目、ＴＬＲ４（Toll-like receptor ４＝トル様受容体４）がＬＰＳと微量でも結合できる専用のレセプターです。
ごく微量（5pg/ml）のＬＰＳがＴＬＲ４に結合すると、マクロファージの細胞内の核にまでシグナルが伝達され、核の中の遺伝子が揺り動かされて細胞がマイルドに活性化されます。(Deng H，JBC 288: 3897-3906 (2013))
１２９ページでご紹介したように、自然免疫がどうやって細菌などの異物を認識するのか、そのカギとなるＴＬＲ４の発見は、２０１１年、ノーベル医学・生理学賞を受賞しています。

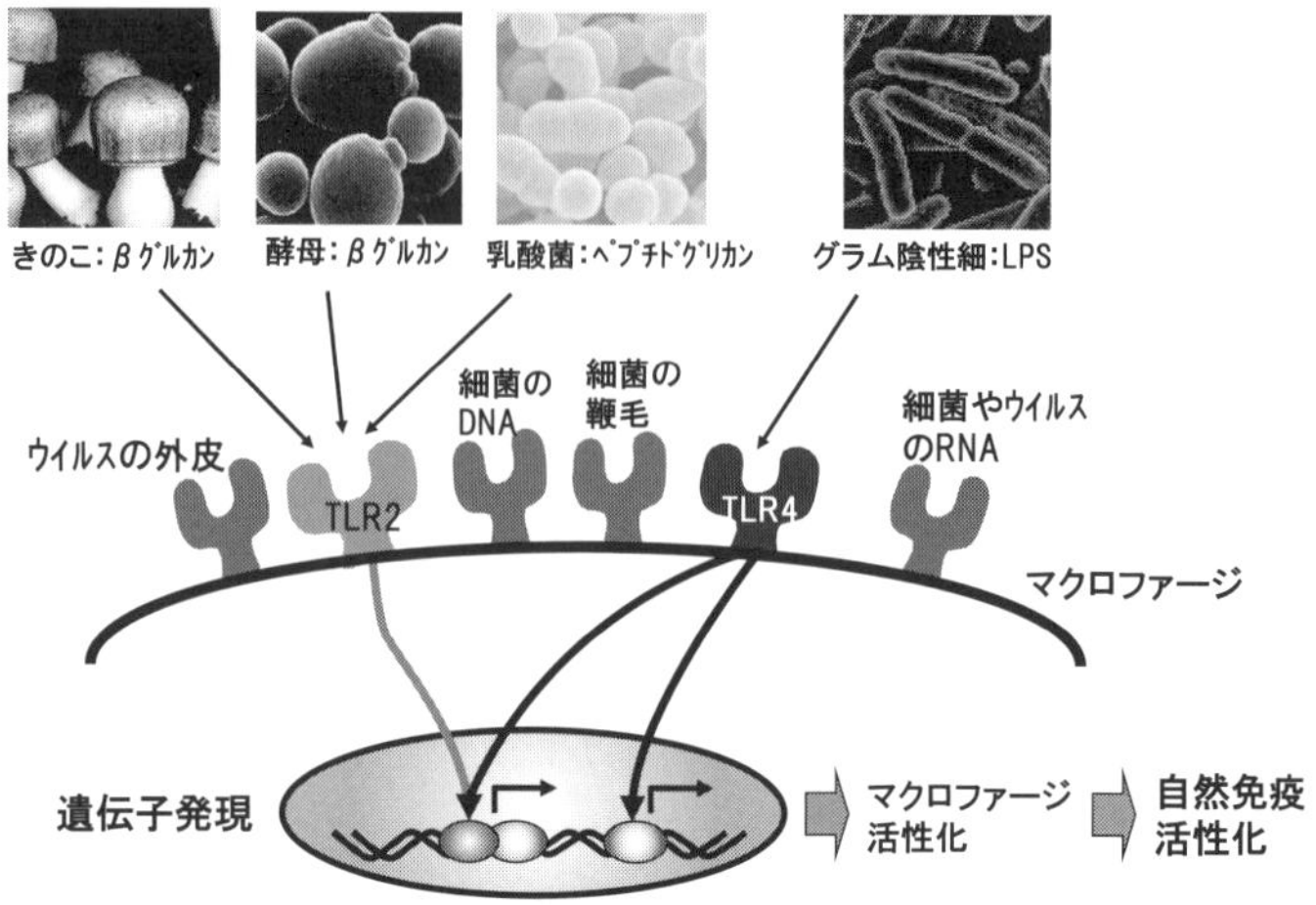

（Miyake K , Seminars in Immunology 16: 11-16 (2004)）

ごく少量で強力な免疫活性

ちなみにマクロファージの他の受容体であるＴＬＲ２には、乳酸菌やキノコ、酵母の成分が結合します。これによってもマクロファージは活性化します。たくさんの人が免疫によいという理由で食べているヨーグルトのペプチドグルカン、抗がん作用を期待されるアガリクスのβグルカンなどが結合するのがＴＬＲ２です。

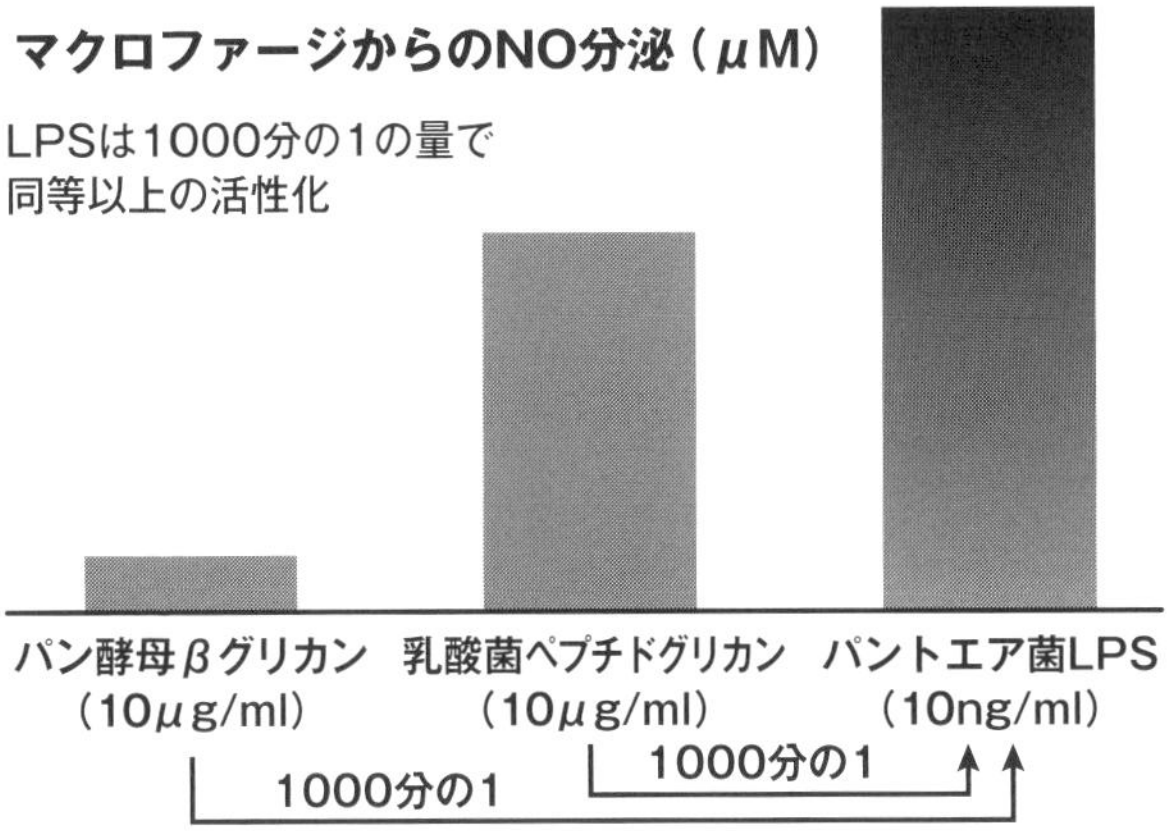

ただし免疫活性という点で比較すると、ＬＰＳはダントツにすごいのです。それは極めて微量であってもマクロファージを強力に活性化するということ。もしＬＰＳと同じレベルの免疫活性を期待するのであれば、ペプチドグリカンやβグルカンはＬＰＳの１０００～１万倍の量を必要とします。逆に言えばＬＰＳには、同じ量のβグルカンやペプチドグリカンの１０００倍～１万倍の免疫を高める働きがあると言ってもいいでしょう。

微量でも効果があることは極めて大きなメリットです。免疫を活性化するために何らかの食品、あるいはサプリメントなどを摂取するとして、「ほんの少しでよい」と「毎日大量摂取が必要」では負担がまるで違います。

効果はありそうだが、量が多すぎて続けられない、というサプリメントもあるようです。体調にもよりますが、必要とする摂取量は「少しでよい」方がいいに決まっています。

LPSは別名「内毒素」!? 敗血症の原因物質!

ここまでLPSの微量で働く免疫活性について述べてきましたが、LPSという物質について医学・薬学領域で生物学を学んだ方には疑問を感じる人もいるかもしれません。

LPSをネットで検索してもらえば、たくさんの情報がヒットします。まずリポポリサッカライド（Lipopolysaccharide）、日本語でリポ多糖。そしてエンドトキシン

（endotoxin）、内毒素とも言います。

内毒素、毒とは穏やかではありませんね。実際にＬＰＳがテレビで紹介された時にも、「ＬＰＳは内毒素。血液中に入れば敗血症を起こす毒物を免疫活性物質として紹介するとは何事だ！」という非難でネットが炎上しました。

この誤解をまず解かなければなりません。

実際、ＬＰＳを血液中に注射すると、確かに強い炎症が全身に起こります。免疫細胞は、血液を通してＬＰＳと出会うと細菌がいると捉え、排除するために活性酸素を放出します。仲間の免疫細胞も緊急参戦して炎症を起こします。ＬＰＳを注射すると全身で炎症が起こる。これをエンドトキシン・ショックと言います。体中がエマージェンシー（緊急事態）であることを知らせている状態なのです。

しかし考えてみると、ＬＰＳが注射などで直接血液中に入る状況は、実験で人為的に行う場合を除けば現実にはまずありません。

これに近いことがあるとすれば、前述の敗血症が考えられます。

敗血症、血（防御）が負ける病気とは、全身の免疫力が低下して血液中に細菌がうようよしている状況のことです。

実際に敗血症になるには、長期間の感染を伴う病気を経て免疫力が弱り、最終的に細菌が全身に回る状態です。戦時中は、栄養失調の兵士が大けがを負うと、数週間後に敗血症ということはあったようです。現代では、化学療法の後、肺炎などになったがん患者や、糖尿病で慢性の感染症の患者さんにはリスクがあるとされますが、そうした重篤な病状でなければ起こりえないと言えるでしょう。

以上をまとめると、〝LPSの注射〟自体がありえない状況ですが、万一そうした事態が起これば炎症が起こるのは正常です。緊急事態を知らせる免疫反応です。

繰り返しますが、LPSが有毒な物質だというのは、実はおかしな話です。

注射すると危険な物質は山ほどある

我々は日頃、様々なものを食べています。また体にさまざまな物質を付着させます。

例えば肉や魚の成分、あるいはスポーツドリンクの成分のカリウムイオン。ある程度の量を口から食べても何の問題もありません。ところが同じものを血管に注射したら、命にかかわる猛毒になります。

こうしたものは他にも山ほどあって、口から入れて胃腸で消化吸収されるのと、直接血液に入るのでは、体にとって全く別物であり、反応がまるで違うのです。

もし何者かに命を狙われていて、人気のないところで羽交い絞めにされ、無理やりＬＰＳを大量に注射された、というのであれば命にかかわります。すぐに救急病院で点滴してもらって、数時間内に炎症を鎮めてしまわなければなりません。

それではＬＰＳが、まるで注射したように全身の血液に流れる可能性のあるような状況が起きたとします。ＬＰＳが満ちあふれているような環境で大けがをした、そこは無菌ではありませんから細菌感染する可能性があります。大量のＬＰＳが傷口から入り込むかもしれません。

それでも通常は、傷口を中心に細菌や有毒物質に対する封じ込め現象が起き、全身に有毒物が広がるようなことがほとんどありません。炎症が全身に広がらないように、局所に留まるように体のしくみが働くからです。

LPSは本来口から食べたり飲んだり、あるいは皮膚に塗るもので、毒性はゼロです。

そもそもLPSはたくさんの自然の食物に含まれ、誰もが口にしています。後でご紹介しますが、LPSはきのこや海草、玄米やほうれん草などにたくさん含まれています。こうしたものを危険だと思う人はいないでしょう。

身の回りにたくさん存在するLPS。食品や化粧品の安全性試験で確認ずみ

LPSの食品・化粧品原料を製造する会社では、次のような安全性試験をしています。

動物実験やヒト試験で調べると、LPSを1日に、体重1kgあたり10μg(マイクログ

ラム、１マイクログラムは０・０１㎎）程度与えると、「病気の予防改善などの効果が見られた」「また、動物にその数万倍を食べさせても、毒性は見られなかった」ということです。

土壌や野菜についている細菌由来のLPS、腸内細菌由来のLPSなど、実際は身の回りに、特に自然界にたくさんのLPSが存在しています。これらを食べたり塗ったりするLPSが安全なのは当たり前なのです。

また後述しますが、穀物、きのこ類、海草、根菜などの食物にもLPSはたくさん含まれています。こうした食物にLPSが含まれているからと言って、それが危険だと思う人はいないでしょう。

グラム陰性菌には大腸菌やサルモネラ菌がいますので、そのLPSだと心配と思う方がいるかもしれません。しかし、LPSは免疫を活性化しますが、毒素ではありません。食品や化粧品の安全性試験で毒性がでることはないので、おそれる必要はないでしょう。

活性化マクロファージは動脈硬化を引き起こす？

さてＬＰＳに対する疑問が消えたところで、ＬＰＳが活性化する免疫細胞マクロファージについて、もう少しご紹介させてください。

何度でも繰り返しますがマクロファージは自然免疫の中心的存在で、あらゆる免疫細胞の中で最も多彩な仕事をしています。全身の臓器という臓器、細胞という細胞の近くにマクロファージがいて、それぞれの働きをサポートしています。

ただ最近の医学に関するニュースの中には、なぜマクロファージがそんなことをするのだろう、という疑問を感じる人もいるのではないでしょうか。

例えばマクロファージが、動脈硬化を引き起こす原因になっている、という説がそれです。

動脈硬化とは、中高年の多くが潜在的に抱えている健康問題であり、心臓病や糖尿病、脳血管障害など多くの生活習慣病の根っこになっている現象です。

まず動脈硬化とは、血管壁の中にコレステロールが蓄積して狭くなり、血管壁は硬く破れやすく、狭くなっているため血流が悪くなっている状態です。

一般に動脈硬化といえば、アテローム性動脈硬化を指します。アテローム性というのは、「粥状の」といった意味で、アテローム性動脈硬化（Atherosclerosis）とは、動脈に粥状の隆起（プラーク）が発生する状態のことです。

粥状のプラークを構成しているのはコレステロールや脂肪です。これによって血管の内側は狭くなり、ちょっとした刺激でプラークが破裂し、血管が詰まったりします。また脳や心臓の血管がつまると、脳梗塞や心筋梗塞を起こすこともあります。

なぜマクロファージは泡沫化するのか

動脈硬化は、はじめ小さなＬＤＬ（コレステロールの運び屋）が血管壁に入り込むことから始まります。心臓の拍動で血液が血管を圧迫しているので、もろい血管には小さな傷ができます。傷は炎症につながり、そこでは活性酸素が発生するので、ＬＤＬ

は酸化して酸化ＬＤＬになってしまいます。

酸化ＬＤＬはとても細胞毒性が強いので、早く排除するためにマクロファージがこれをせっせと食べて処理します。そうして処理したコレステロールをＨＤＬ（コレステロールの回収係）に引き渡しリサイクルします。

しかし酸化ＬＤＬが大量にあると、マクロファージはそれをどんどん食べて溜め込んでいくほかありません。やがてコレステロールで膨れ上がったマクロファージが融合し、１つの巨大な細胞になります。この細胞はコレステロールが泡のように見えるので泡沫化、つまり泡のようになります。それが「粥状のコレステロールの塊」であり、プラークです。

プラークに溜め込まれたコレステロールは、もはや血管のゴミです。

マクロファージを活性化することで血管の健康は保たれる

こうして動脈硬化のプロセスを見ていくと、マクロファージのせいでプラークができるわけではないことがわかります。処理しきれない大量のLDLは、過食、偏食、運動不足が第一の原因であり、ストレスによって増えた活性酸素がLDLを酸化することが第二の原因です。また中高年になれば、経年劣化で血管が弱っているので、LDLがたまりやすいことも背景にあると言えるでしょう。

こうした動脈硬化を防ぐには、むしろマクロファージを活性化し、精力的に酸化LDLを排除してコレステロールを運び出してもらうことが重要です。もちろんLDLがたまらないような食事や生活習慣も大切です。

マクロファージは、実はかなりストレスに弱い性質を持っています。免疫力を高めて血管の健康を保つには、マクロファージの宿主、つまりヒトが上手にストレスを解消することも欠かせません。

LPSは高脂肪食の影響として現れる、肥満、
脂質マーカー異常、炎症、大動脈血管プラークを抑制する

体重変化

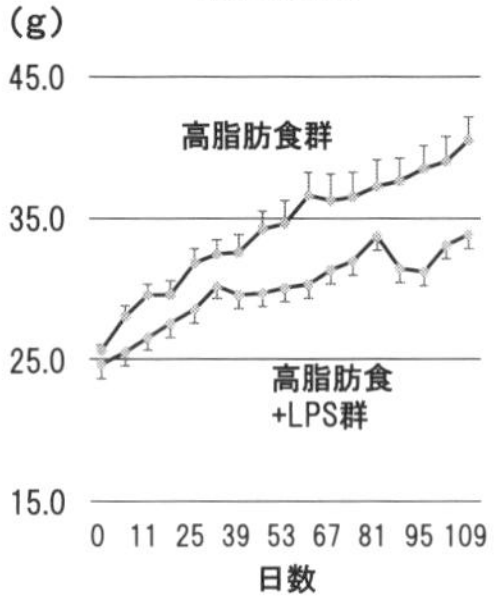

大動脈血管プラーク

高脂肪食を与えた場合

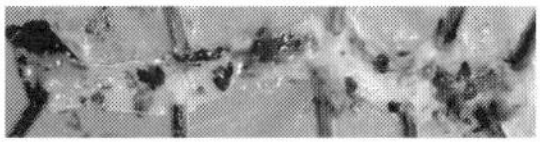

高脂肪食とともに
LPSを与えた場合(1.0mg/kg体重/日)

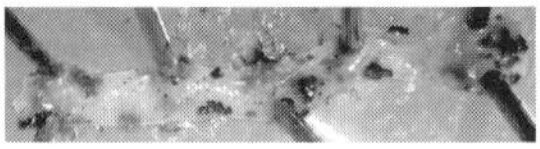

※PLOS ONE | https://doi.org/10.1371/journal.pone.0195008
March 27, 2018

今日、マクロファージを活性化するには、やはりＬＰＳのような特別な物質が必要かもしれません。これまでの研究で、マクロファージは、ＬＰＳをキャッチすると異物を排除する能力が高まることがわかってきました。

最近報告された動脈硬化モデルマウスに高脂肪の餌を食べさせる実験では、マクロファージを活性化するＬＰＳを飲水で与えたマウスと与えないマウスを比べると、ＬＰＳを与えたマウスの体重増加が抑制され、大動脈血管プラークの発生が少ないことがわかりました。

血管に溜まる酸化ＬＤＬを速やかに処理するために、動脈硬化とそれによる生活習慣病を防ぐために、ＬＰＳの摂取はとても役に立ちそうです。

(Kobayashi Y , PLoS One 13:e0198493 , doi : 1371/journal.pone.0195008)

がんとマクロファージ

他にもマクロファージが、様々な病気の原因になっているように見えることがあります。たとえばがんとマクロファージの関係がそれです。

ご存知のようにがん細胞は、もともとは我々の健康な細胞です。それが細胞分裂の際に遺伝子に傷がついて変異し、増殖が止まらなくなった細胞です。

こうした異常な細胞は、通常マクロファージによって監視されて排除されます。ところがストレスなどでマクロファージの機能が低下すると、がん細胞はマクロファージの目をすり抜けて成長することができるようになります。

がんにはもともと血管がないのですが、近くの血管からこっそり酸素を供給しています。ところが成長につれて血管から遠くなっていくため、酸素不足に陥ります。

そのような低酸素状態は、マクロファージから見れば怪我と同じ細胞の傷です。低酸素がシグナルとなって、マクロファージは、（がん）細胞の傷を治すために血管を誘導する信号を出します。これによって新しい血管ががん細胞に向かって伸び、結果的にがん細胞を育てることになってしまうのです。

マクロファージにしてみれば、もともとは宿主、つまり本人が受けたストレスのせいで弱っているのです。そのためにがん細胞にだまされ巻き込まれているわけです。

今日、がんに巻き込まれたマクロファージに再教育（人為的な操作）をして、本来のがん細胞を攻撃する力を回復させようという治療が研究中です。

それも結構ですが、マクロファージが本来の力を維持できるようにしておくことはもっと大事です。食事や生活習慣、運動、ストレス管理など、いわゆるがん予防対策は、そのままマクロファージの力を維持することにつながります。

仕事など様々な大人の事情で、どうしても充分な対策がとれない場合は、やはりＬＰＳのような免疫力を高める物質の助けを借りることもありだと思います。

適度に活性化したマクロファージはすい臓がんに対する抗腫瘍効果を発揮する

２０１３年に特定非営利活動法人環瀬戸内自然免疫ネットワーク発行ニュースレターに掲載されたものです。

『Cancer Cell 誌に、ＴＡＭ（腫瘍組織内に存在するマクロファージ）が腫瘍の生育を助けていると考えられるすい臓がんを用いて、低線量の放射線照射で活性化したマクロファージが強い抗腫瘍効果を誘導するという報告がなされました（Palma MD , Cancer Cell 24:559-561（2013））。低線量の放射線照射によりＴＡＭは腫瘍血管の性格を変化させることや、腫瘍を攻撃するＮＯ（一酸化窒素：癌細胞やウイルス、細菌などを殺す分子）を産生することで、細胞傷害性T細胞と相乗的に働いてすい臓がん動物の生存期間を延長させるということです。またこの抗腫瘍効果は腹腔から得たマクロファージに低線量の放射線照射を行って、その後動物に投与しても得られました。そして抗腫瘍効果には低線量の放射線照射をしたマクロファージが必須であることも

報告されています。(中略)

これらのことから、論文ではマクロファージを適度に活性化することが、免疫療法を成功させる上で極めて重要なカギを握っていると考察されています。(以下略)』

この論文では、動物実験ですが、活性化したマクロファージががん細胞を攻撃すること、また他の免疫細胞と連携して抗がん作用を発揮することがわかりました。

マクロファージをプライミング状態に

他にもマクロファージは、様々な病気に関わっているとして医学のニュースになることがあります。ただしそれは、動脈硬化やがんなど病気になった臓器や側面だけを見ているから、そう見えるのです。実際は、マクロファージは健康維持のために黙々と働いています。

ただ生活習慣やストレスなどでマクロファージが本来の能力を発揮できない時、病気を防ぎきれないことがあるということです。原因と結果を取り違えている報告がとても多いように思います。

ここまでご紹介したように、マクロファージは全身のあらゆる臓器に存在していること、そしてその臓器の機能を助け、恒常性の維持のために働いています。そうしたマクロファージが、毎日元気に働いて我々の健康を守ってくれるには、やはりＬＰＳのような成分による活性化が必要かもしれません。

前述のCancer Cell誌の論文は動物実験であり、マクロファージを活性化するのに放射線による刺激を行っています。放射線は、全てが有害でないのも事実です。ラドン温泉やラジウム温泉の効能は、このようなマクロファージの活性化かもしれませんね。

しかしそんな難しいものを使わなくても、マクロファージにはＬＰＳというっつけのものがあります。またマクロファージには、そのためのレセプター（受容体）が用意されているのですから、まさに最適の活性化物質だと言えるでしょう。

ちなみにマクロファージが運動や食事など、健康的な生活で活性化する状態をプライミングといいます。これは、いざ異物と出会ってそれを食べた時に処理する能力が高まっている状態を意味します。

結核菌を使ったある実験では、プライミング状態のマクロファージはたちまち結核菌を食べて処理してしまうのに対し、通常のマクロファージは結核菌を食べて感染してしまう、という結果になっていました。

プライミングか否か。天と地ほどの違いがあります。

炎症を抑えるマクロファージ

マクロファージはふだん体の中をパトロールしていて、異物をみつけるとこれを食べて処理します。それだけでなく様々な炎症性物質を出して細菌やウイルス、がん細胞などの病原体を殺し、処理しやすくしています。

ただし炎症は、用事が済んだら速やかに終息しなくてはなりません。異物や病原体がもう片付いたのに炎症が続けば、今度は健康な臓器、組織が傷ついてしまうからです。

しかしよくしたもので、マクロファージには炎症を起こすタイプとは異なる、火消し（抗炎症）部隊とも言えるグループがいるのです。それが135ページでも紹介した組織常駐タイプのマクロファージです。

彼らは、別のマクロファージが病原体などを食べ、炎症を起こして処理を行った後で、傷ついた組織の修復を行います。

これらの組織マクロファージは、何でも食べる貪食能があるという点は共通していますが、炎症を起こすことはなく、古くなった細胞、死んだ細胞を食べて処理します。例えば腸管に棲むマクロファージは、老廃物の処理や殺菌などの免疫機能は持っていますが、炎症は起こしません。

組織型のマクロファージは、その臓器、組織が正常に働くための再構築、立て直しを行ってくれるのです。

（組織マクロファージのサブセットとその分化機構 tps://katosei.jsbba.or.jp/view_html.php?aid=43）

第3章 免疫ビタミンLPSで免疫のバランスを整える健康法

免疫のアンバランスを整えるには

健康のためには免疫力を上げよう、と言います。ストレスなどで免疫力が低下しているときには正しいことです。ただアレルギー疾患においては、そうとも言えません。免疫のバランスが崩れ、特定の反応が異常に強くなっている（異常な活性化）のがアレルギー疾患だからです。花粉症、アレルギー性鼻炎、気管支喘息、アトピー性皮膚炎など、おなじみのアレルギー疾患では、ほとんどが免疫の過剰反応が起きています。

１５０ページで述べたように、アレルギーは、未熟なヘルパーT細胞が成長して一人前になる時に、まず花粉やホコリなど無害な異物に接触しTh2タイプばかりになっている状態です。細菌やウイルスに接触する機会が少ないので、アンバランスが生じているわけです。

アレルギーを改善するには、未熟なヘルパーT細胞がウイルスや細菌などを敵として認識しTh1タイプになり、Th1とTh2のバランスがとれていることが重要だと言っていいでしょう。

しかし前にも述べたように、細菌やウイルスにたくさん触れるような生活、昔の日本の田舎暮らしのような生活は普通の現代人には無理です。

そこで細菌やウイルスは無理でも、細菌の成分の一部であるLPSを安全に摂取することで免疫のバランスを取り、Th2タイプの過剰反応を抑えることが提案されています。

この方法であれば、細菌やウイルスに感染する危険性もなく、安全に免疫のバランスを整えることが可能です。実際にいくつかの医療機関、研究機関で始まっている臨床試験でも、花粉症の症状が出なくなった、軽くなったという結果が出ており、今後が期待されます。

LPSを食べ物で取り入れる

LPSは我々の身近な食品に豊富に含まれています。食事で取り入れるのは、現代のLPSの摂取方法として理想的だと言えるでしょう。

LPSが豊富な食物としては野菜、穀類、海草などが挙げられます。

細菌類はもともと土壌にたくさんいます。土壌の細菌だけでなく真菌などの微生物は、植物の生育にとって必要なもの、たとえば有機物などを分解して供給しています。窒素やリンなどの必要元素、ミネラルも、微生物が、植物が利用できる形に変換しています。

微生物が豊富なよい土壌で育った野菜、穀類、豆類などはLPSの宝庫です。

野菜はサラダなど生で食べればLPSがそのまま摂取できますが、加熱調理しても大丈夫。微生物＝細菌は熱処理すると死んでしまいますが、成分であるＬＰＳはそのまま残ります。ただ焦げるほど加熱しない方がいいでしょう。

ＬＰＳを食事で摂取する場合は、できるだけ無農薬のものを食べていただきたいと思います。農薬の多くは大切な細菌を殺してしまいます。細菌が死んでしまってはＬＰＳ自体期待できません。

野菜

ＬＰＳは野菜の皮の部分に多く含まれています。れんこん、じゃがいも、ごぼう、里芋、にんじんなど土中に育つ根菜や芋類などは特に多いようです。できれば皮をむかずに料理するとＬＰＳをたくさん摂取できます。葉もの野菜ではほうれん草、小松菜、明日葉、ケール、カブの葉などがおすすめです。

穀類

穀類は毎食欠かさず食べるものなので、1日でたくさんLPSを摂取できる食品です。

細菌が表面に共生する関係上、LPSは粒の外側に多くなります。米であれば精白米より玄米、胚芽米、金芽米などなるべく糠に近い外皮を残したものがおすすめです。パンやパスタであれば全粒粉小麦、蕎麦にも全粒粉のものがあります。

穀類は、白米のように皮を取り去った白いものより、全体に茶色っぽい皮の残ったブラウン系がおすすめです。最近人気のある雑穀はほとんど薄皮付きですのでLPSは豊富です。

また発酵ライ麦パンの中にはパントエア菌が発酵過程で増えているものがあり、特におすすめです。(Kariluoto S , Int J Food Microbiol , 106: 137-143（2006）)

海草

共生菌が多いというと山や野原など土をイメージしますが、海や川にもたくさんの細菌が棲んでいます。きれいな海で採集される海藻はみな完全無農薬で、ＬＰＳも豊富です。

昆布、わかめ、もずく、ひじき、めかぶなどどれもＬＰＳがたっぷりですが、なかでも多いのはめかぶです。

加工する時に茹でてしまうと海草表面の細菌が流れてしまうので、そのまま乾燥したものがおすすめです。乾燥した昆布でひいただし汁にはＬＰＳがたっぷりです。

きのこ

きのこは植物ではなく菌類なのをご存じでしょうか。菌類にもさらに別の菌類が共生しており、ＬＰＳが多い食材でもあります。中でもヒラタケのＬＰＳ含有量は、他の野菜と比べても群を抜いています。ほかにしいたけ、なめこ、しめじなど身近なものばかり。どれもＬＰＳたっぷりの優等生です。

またきのこには、ＬＰＳについでマクロファージを活性化するβグルカンがとても豊富ですので積極的に食べてほしい食材です。

▼乳酸菌発酵食品

ヨーグルトやキムチなど乳酸菌発酵食品にはＬＰＳはほとんど含まれていませんが、ＬＰＳと乳酸菌を一緒に摂取すると相乗効果が得られます。乳酸菌に含まれるペプチドグリカンは、マクロファージのＴＬＲ２というレセプターに結合することでマクロファージを活性化します。ＬＰＳが結合するのがＴＬＲ４ですので、異なるレセプターから二重に活性化することが可能になります。

漢方薬にはLPSが豊富だった

食材ではありませんがLPSが豊富なものとして、漢方薬が挙げられます。中でも免疫力を高め、がんやC型肝炎にも有効とされる十全大補湯《じゅうぜんだいほとう》は、その有効成分の多くがLPSであることがわかっています。(Montenegro D, Bioorg & Med Chem Lett, 25: 466-469（2015））

この漢方薬には人参《にんじん》、黄耆《おうぎ》、茯苓《ぶくりょう》、当帰《とうき》、芍薬《しゃくやく》など約十種類の生薬がブレンドされていますが、中でも当帰には500種類を超える細菌が共生しています。その細菌由来のLPSも豊富です。

他にも生薬の葛根《かっこん》、甘草《かんぞう》、人参《にんじん》、柴胡《さいこ》、うこん、冬虫夏草などにもLPSは豊富です。こうしてみると生薬になるものは植物の根っこ部分が多く、土壌の微生物をたくさん含んでいると考えられます。

漢方薬は、化学薬品とは異なり、自然界の薬用生物をそのまま加工したものが多いのが特徴です。当然、共生細菌が多く、LPSもたくさん含まれているわけです。

ＬＰＳのサプリメント、免疫ビタミンとは

近代化と都会的な生活によって免疫がアンバランスになってしまった現代人。その免疫バランスを整え、アレルギー疾患などの病気にかからない、あるいは病状を改善するためには、ここまで述べてきたＬＰＳの豊富な食品を毎日食べることが理想的だと思います。

ただ忙しい現代人に、どのくらい食事でＬＰＳを賄えるかと言えば、難しい人も多いことでしょう。そうした人のために、ＬＰＳの研究者たちが開発したサプリメントもあるのでご紹介しておきます。

食品の機能性成分としてのＬＰＳの研究は、東京大学名誉教授（元東京大学副学長）水野傳一薬学博士のもと、杣《そま》源一郎《げんいちろう》博士、西澤孝志博士、河内千恵博士、稲川裕之博士らのグループに始まり、四半世紀以上に渡り研究が進められてきました。その後、小麦共生菌のパントエア・アグロメランスを小麦粉で培養したＬＰＳ素材を開発。既

にサプリメントや化粧品などが登場しています。

ＬＰＳは今日、免疫ビタミンという呼称で製品化もされています。本書でとりあげたのどや鼻のトラブル、特にアレルギー疾患の改善効果が期待できるとして注目されています。

免疫ビタミン（ＬＰＳ）のサプリメントは、食事からだけでは充分ＬＰＳが摂れない人が手軽に摂取でき、継続して摂ることでその効果を確かめることができるというメリットがあります。

ただ鼻やのどのトラブル、特にアレルギーに関係したトラブルを改善するのであれば、サプリメントだけに頼るのではなく、前述のＬＰＳが豊富な食材を使った食事をできるだけ取り入れることが大切です。

また免疫のバランスをとって病気を遠ざけるには、ストレス解消を含めた生活習慣の見直しが必要です。さらに次にご紹介するのどや鼻のセルフケアは、自分でできる効果的なトラブル改善方法です。

食事、サプリメント、生活習慣の見直し、セルフケア。こうした方法を上手に組み合わせて続けていけば、病気になりにくいタフな体になり、驚くほどのどや鼻がすっきりする日がやってくるでしょう。

鼻・のどスッキリ、セルフケア

○鼻うがい　～あらゆる鼻・のどトラブルを改善～

鼻・のどは花粉やホコリ、ウイルスや細菌など様々な物質にさらされる臓器です。鼻うがいでこうした異物や病原体を洗い流すことで、花粉症や副鼻腔炎、上咽頭炎などあらゆる鼻・のどのトラブル予防と改善につながります。副鼻腔炎は鼻腔内にたまった鼻汁に細菌が含まれているので、これもある程度洗い流せます。また風邪やインフルエンザを防ぐためにも最適です。

【用意するもの】

①鼻腔洗浄機
②塩……小さじ½（約３g）
③ぬるま湯３３０㎖

【やり方】

鼻腔洗浄機は既製品もありますが、１００円ショップで売っているお醤油やドレッシング用のプラスチックボトルを使って手作りしてもいいでしょう。その場合は注ぎ口で鼻腔を傷つけないようイヤーパッド（シリコン製など）などをつけると使いやすいです。

お湯は一度沸かしてから30～35℃まで冷まし、ボトルに塩とぬるま湯を入れてよく振って溶かします。約０・９％の塩水は生理食塩水と同じで、しみにくい塩分濃度です。

洗面台などにかがみこんで、洗浄機を鼻の穴にあて、「あ～」と声を出しながら口を開け、容器を押して注水します。飲み込まないように口から水を流します。反対側の鼻の穴からも注水して鼻腔を洗います。

1回につき左右の鼻、2回ずつくらい。1日2~3回をめどに続けます。

初めのうちはむせたり、少ししみたりしますが、じきに慣れてスムーズにできるようになるでしょう。慣れると鼻がスッキリして爽快感があります。花粉症や風邪の季節には特に有効です。

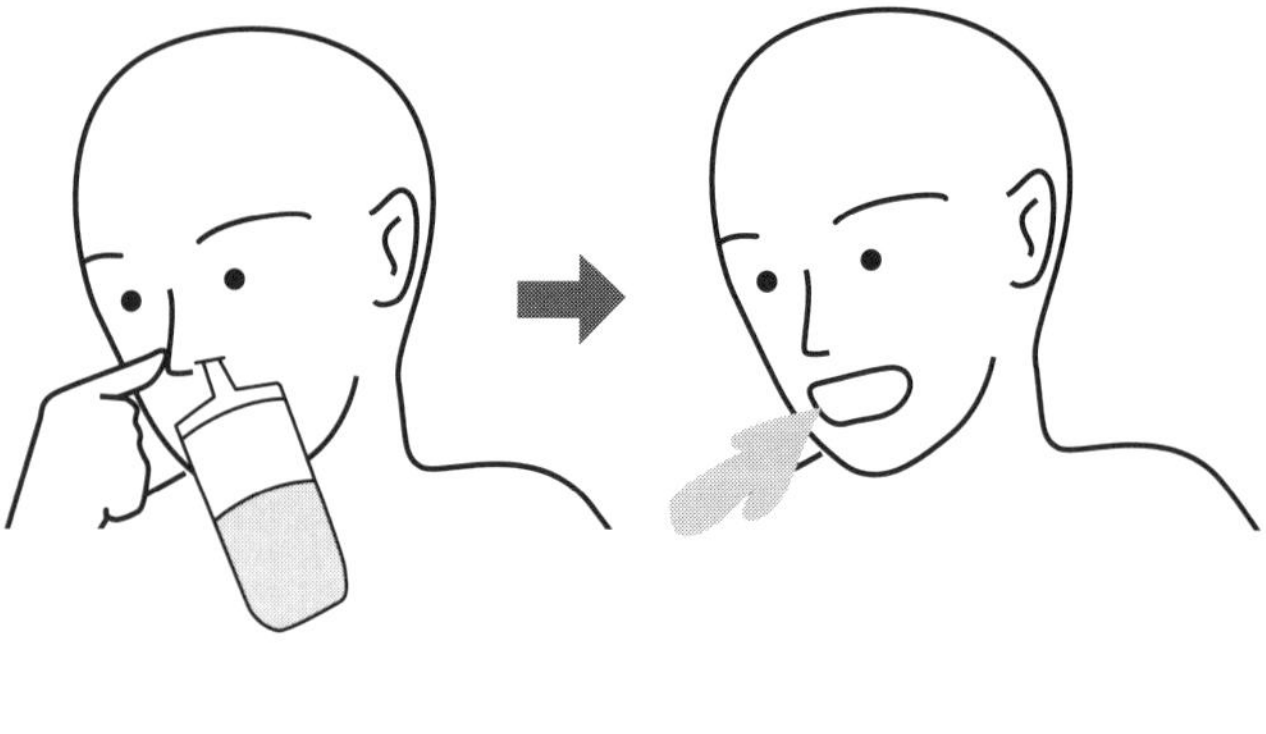

○鼻カイロ 〜花粉症、副鼻腔炎などの鼻づまり解消に〜

花粉症などのアレルギー性鼻炎や副鼻腔炎などでは、よく寝る前や朝の目覚めに鼻が詰まって苦しい思いをすることがあります。リラックスした時間には副交感神経が優位になり、鼻粘膜の血管に血液がたまって粘膜が腫れ、鼻づまりが起こります。

こんな時、鼻カイロで鼻全体を温めると血流がよくなり、粘膜の腫れがひいて鼻の通りがよくなります。

【用意するもの】

鼻全体をおおえるサイズのタオル

【やり方】

タオルを40〜50℃くらいのお湯ですすいで温め、絞ります。電子レンジで温めてもよいですが、温度に注意してください。

タオルで鼻全体をおおって温めます。タオルが冷めるくらいまで続け、後でゆっくり鼻をかみます。入浴時、お風呂の中でやっても効果的です。

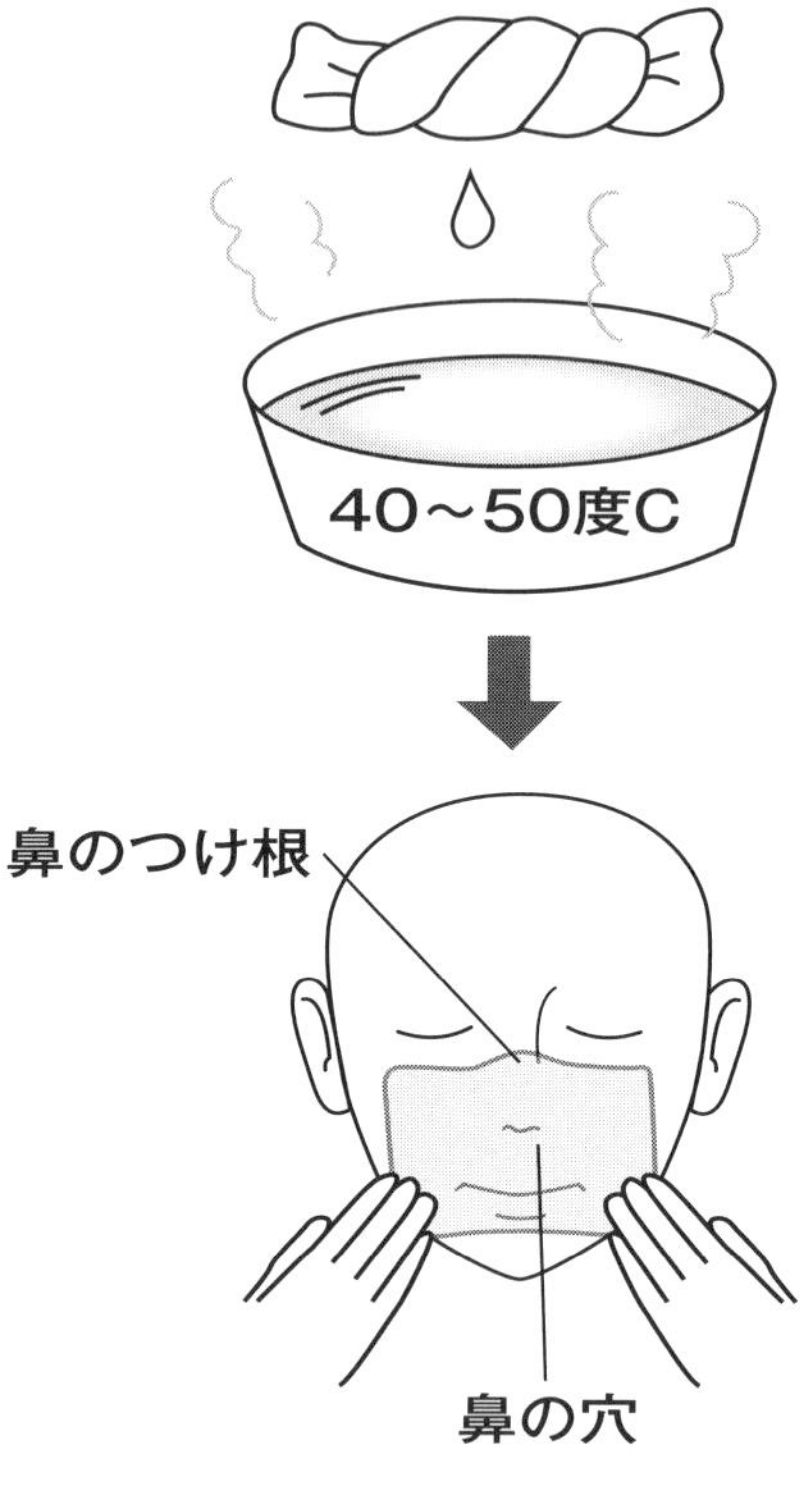

○鼻づまり解消アロマテラピー～口呼吸を防いで睡眠の質を上げる～

花粉症や副鼻腔炎などで起きる鼻づまりは、睡眠の質を低下させ、口呼吸のもとになります。ユーカリやペパーミントなどのアロマオイルを使って、鼻粘膜の腫れを抑え鼻呼吸できるようにしましょう。加湿器やディヒューザーがない場合は、ガーゼなどにアロマオイルを少量たらし、マスクの内側に挟んで就寝時に着けてもいいでしょう。

【用意するもの】

アロマ加湿器／アロマディフューザー、アロマオイルが入れられる小型加湿器

アロマオイル（ユーカリ、ペパーミントなど）

【やり方】

加湿器やディフューザーにアロマオイルをセットし、就寝時、枕元などに置いて使用します。香りの強さなどは好みや使用感で調整します。マスクで使う場合は、アロ

マオイルをスプレーにしておくと携帯することができて便利です。

ユーカリやペパーミントは、それほど強い効果ではありませんが、殺菌作用や虫除け効果もあります。

○花粉症の症状緩和に足首輪ゴム　～足首のツボ「照海」を刺激して交感神経をONに～

本書の監修者でもある北西剛博士（きたにし耳鼻咽喉科院長）がすすめる、足ツボ刺激による鼻づまり解消法です。

用意するのは輪ゴムだけ。足ツボである「照海」を抑えるように巻いておきます。

アレルギーは副交感神経優位の状態で起こります。足ツボの「照海」を押さえると、上半身が交感神経優位になるので、花粉症などのアレルギー性鼻炎の症状が治まります。


【用意するもの】

輪ゴム。一般的な16号サイズ（スーパーのお惣菜コーナーにあるような）を1～2本。

【やり方】

左右足首のくるぶしの下にあるツボ「照海」を親指で押して、硬い感じ、こっている感じのする方のツボを押さえるように輪ゴムを巻きます。すぐズレてしまうようなら2本使い、交差してズレないように巻きます。靴下を履いた上から巻いてもいいです。

花粉症の特効ツボ

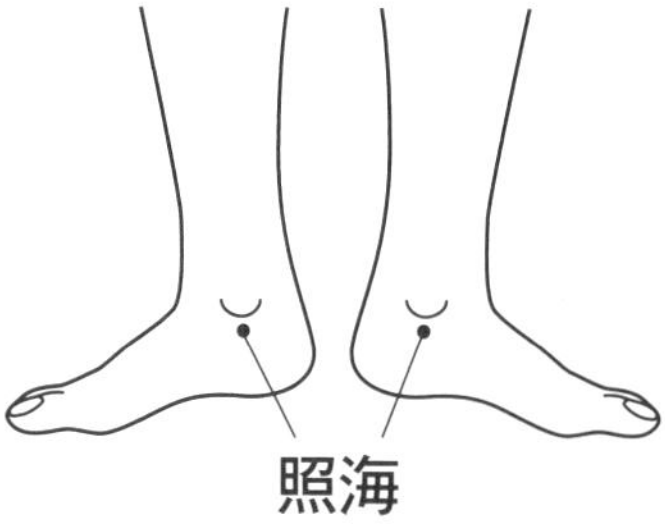

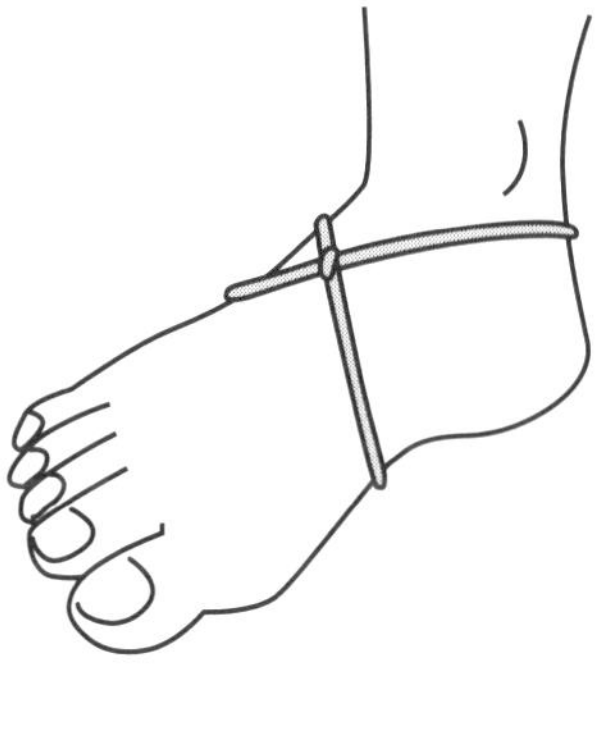

これだけはやめよう。
鼻・のどトラブル悪化要因

鼻やのどのトラブルのセルフケアはとても大事です。西洋医学の薬で治るのは細菌感染による急性副鼻腔炎くらいであり、他はアレルギー体質や生活習慣によるトラブルが多いからです。

まず鼻やのどのトラブルによくない飲み物がいくつかあります。

第一にアルコール。お酒は血管を広げ、鼻粘膜の炎症や腫れをひどくします。結果、鼻づまりがひどくなり、口呼吸、睡眠の質の低下につながります。

また冷たい飲み物も体を冷やし、鼻水や鼻づまりをひどくします。のどや鼻の調子が悪いと冷たい飲み物でのどを潤したくなりますが、飲んでも量は控えめに。むしろうがい、鼻うがいでスッキリさせる方がおすすめです。

食べ物で気をつけたいのは、動物性脂肪や甘いもの、食品添加物などです。

動物性脂肪が一切ダメというのではなく、脂肪の多い肉を摂りすぎると、体内の炎症物質が増えるので食べ過ぎないようにしましょう。同じ動物性脂肪でも青魚などの脂はＤＨＡやＡＰＡを多く含み、炎症を抑える方向に働きます。肉よりは魚、それも青魚がおすすめですが、特定の食品に偏るのは食品アレルギーを誘発する可能性があるので、バランスのとれた食事を心がけましょう。

甘いもので注意したいのは、チョコレートや乳製品など直接、食物アレルギーを起こしやすい食品。食べ過ぎないようにしましょう。またマーガリンやショートニングなどに含まれるトランス脂肪酸も、アレルギーを誘発する可能性が指摘されています。また食品添加物の多い加工食品、スナック類などもアレルギーのある人は要注意です。

飲食物以外では、やはりタバコは百害あって一利なし。タバコの煙に含まれるニコチンやタールなどの化学物質は、鼻やのどの粘膜にとって有害以外の何ものでもありません。思い切って禁煙しましょう。

第3部

免疫ビタミンLPSの科学的検証

アレルギー症状改善例と薬理作用の実験

第1章

免疫ビタミンLPSで鼻・のど、ほかの症状が改善した例

免疫ビタミンLPSが花粉症の症状を緩和

本書の監修者である北西剛博士（耳鼻咽喉科）が、免疫ビタミンLPSをスギ花粉症の患者に投与し、薬理作用を確かめた試験をご紹介します。

実施施設　大阪府守口市　きたにし耳鼻咽喉科クリニック
実施時期　２０１７年春季（スギ花粉飛散時期）
参加者　花粉症患者　36名（①26名 ②10名）

２０１７年春季、スギ花粉症の患者に２つの治療法を実施。投与方法は次の２つ。

①西洋医学的治療のみ
②西洋医学的治療に加え免疫ビタミンＬＰＳのサプリメント摂取

その結果を次にご紹介します。なお２０１７年大阪府の花粉飛散量は、ほぼ昨年・平年と同等＝症状も昨年・平年通りでした。

西洋医学的治療とは、鼻アレルギー治療ガイドラインに準拠し、抗ヒスタミン剤、抗ロイコトリエン剤などを処方。特に薬剤の種類を制限せず、症状に応じて適宜変更。治療結果の評価方法はＶＡＳ（Visual Analog Scale）による5段階評価。医師からは「例年のスギ花粉症の時期と比べて、今年はどうでしたか?」と質問し、くしゃみ、鼻水、鼻づまり、目のかゆみなどの自覚症状について、また生活上の問題について、アレルギー性鼻炎ＱＯＬ調査票を用いて治療開始時、治療後どうであったかを回答してもらった。

① 西洋医学的治療のみ　内服・点鼻治療患者

参加者26名（Mは男性15名、平均年齢40・9歳／Fは女性11名、平均年齢62・8才）

VAS平均値

例年：2・8　→　2017年3月1日：3・18

① 内服・点鼻治療のみの患者では例年より自覚症状スコアは悪化

※グラフでは26人の線の多くが重なり、全員を詳細に確かめるのは困難ですが、改善した人（下降）より悪化した人（上昇）の方が多いことがわかります。

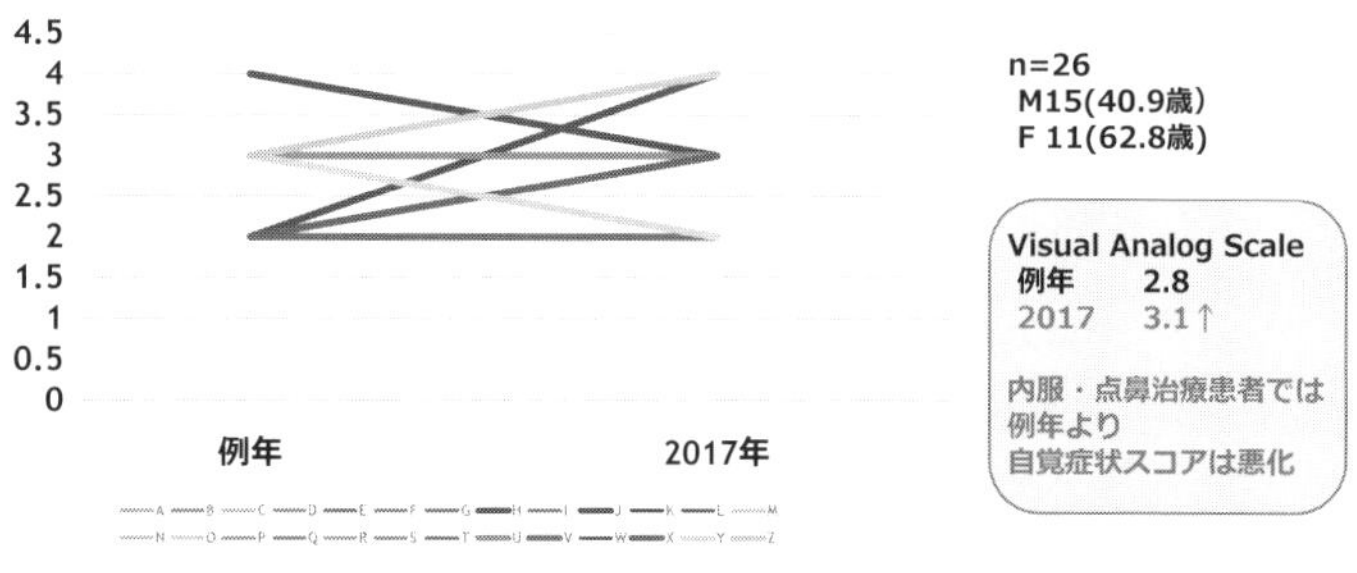

②　西洋医学的治療に加え免疫ビタミンＬＰＳのサプリメント摂取

参加者10名（Mは男性３名、平均年齢38・３才／Fは女性７名、平均年齢49・０才）

VAS平均値

例年：３・５　→　２０１７年３月１日：１・８

免疫ビタミンＬＰＳサプリメント摂取患者では、例年より自覚症状スコアは著明に低下（軽減）したのがわかります。

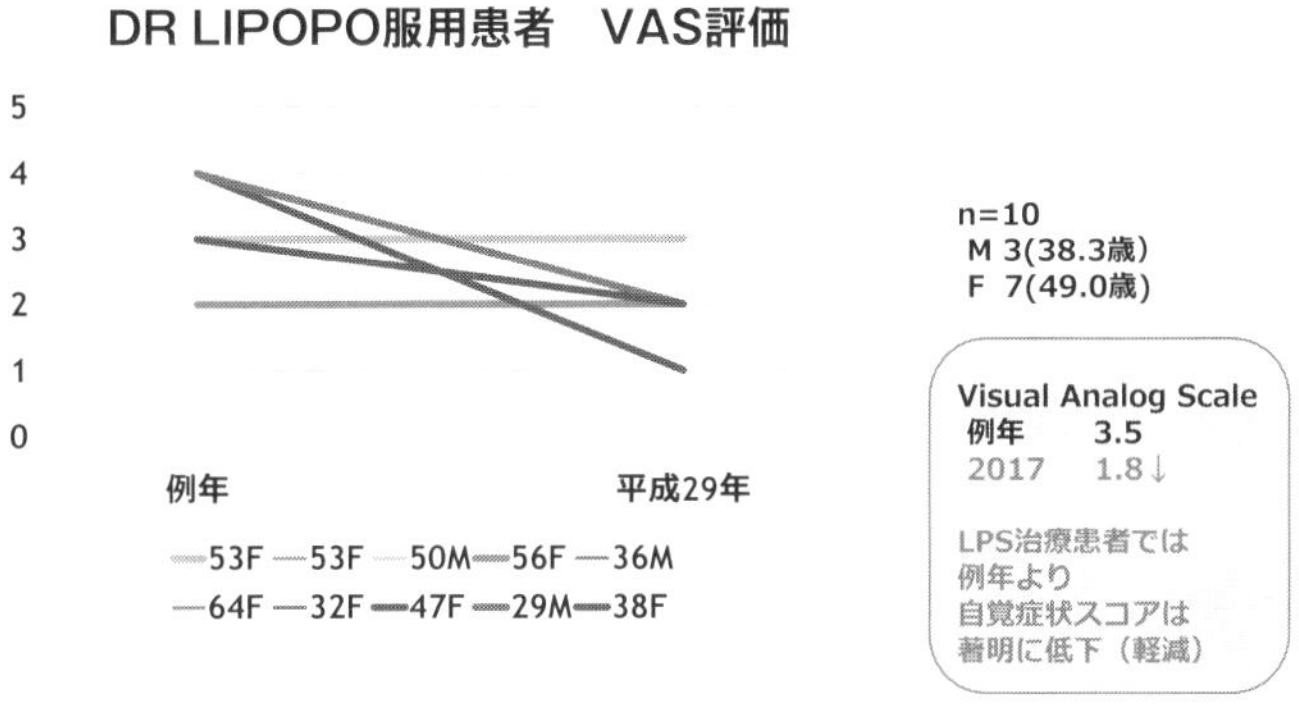

参加者の感想

この治療の評価では、西洋医学的治療に加え免疫ビタミンLPSを摂取した患者の自覚症状が著名に改善しており、参加者全員が「来年も続けたい」と回答しました。

北西博士（本書の監修者）インタビュー

――北西先生は、通常の西洋医学による治療だけでなく漢方、アーユルヴェーダなどの東洋医学、他にも世界各地の様々な医学を研究され、実際に取り入れておられますが、どうしてこうした方法を始めたのですか？

北西　通常の治療、西洋医学による治療は、諸外国ではallopathy、つまり基本的には対症療法であり、症状を止める、抑える、数値を下げる治療です。検査の数値が全てで、数値が異常でなければ病気ではない、という考え方です。

実際は、数値だけで全てがわかるわけではなく、患者さん一人ひとり違う要素をたくさん持っておられます。検査に出ない不調、原因のわからない病気もたくさんあります。そういう患者さんを何とかよくしたい、治したい、きちんと診たいと思うと、西洋医学だけではなかなかうまくいかないんですね。

東洋医学、伝統医学のよいところは、食、生活、生き方全てを大事にしているところです。またそうでないと、治療はなかなかうまくいかないと思います。

――サプリメントについてどうお考えですか?

北西 全てではありませんが、以前に比べると質のいいものが増えてきたと思います。大学の研究室などきちんとしたところで研究しているものも多くなりましたね。成分はもちろんですが、錠剤やカプセルの素材もきちんと考えていて、有害な物は使っていないかなど細部にもこだわっているものが多いと思います。

私が患者さんにすすめる場合は、通常の医学治療がうまくいかない場合、まず食事による改善をやってもらいます。体に必要な食事をしているかどうか、体にとってマイナスな食生活をしていないかどうか。他にもセルフケアや生活改善。サプリメントはその後で、十分吟味して提供する必要性を感じています。

――免疫ビタミンＬＰＳを治療に使ってみた感想はいかがですか。

北西　花粉症の患者さんにしかすすめていないんですが、とてもいい結果が出ています。みなさん花粉症のシーズンが終わっても、また続けたいと言っておられました。

これから考えたいのは難病指定になっている好酸球性副鼻腔炎の患者さんです。この病気は、副鼻腔に、どういうわけか好酸球がたくさん集まって炎症を起こしている。それで鼻茸がいくつもできて、手術してもまたじきにできてしまいます。なかなか有効な治療法がありません。

そういう患者さんに、ＬＰＳの豊富な食事を続けてもらったところ、症状が落ち着いてきたので、サプリメントもいいのではないかと思っています。

好酸球性副鼻腔炎はアレルギー性ですが、これまで見ていて、ＬＰＳは粘膜の炎症にも効果的ではないか、と思うんです。アレルギー性であってもなくても。ですので慢性疾患の代表である副鼻腔炎や上咽頭炎にもいいのではないか、と考えています。

統合療法とＬＰＳ

～支援学級から通常学級へ帰っていく発達障害の子ども達～

ＬＰＳが持つ免疫活性化作用は、一見免疫とは関係のない病気や健康問題を改善する働きがあると考えられています。それも発達障害という脳の疾患、多動などの症状を改善するとして治療に取り入れている医療機関があります。

今回、ご自身のクリニックで統合療法というユニークな医療を行う森嶌淳友《もりしまあつとも》院長に、医療とＬＰＳについてうかがいました。

――発達障害の子供たちの治療にＬＰＳを使っているということで、驚きの成果が上がっているそうですが…。

森嶌　発達障害というのは、やはり脳神経に傷害がある、炎症が起きている、と考えられます。そのために同年代の子どものようにふるまえない。多動で落ち着いて行動できない。

私は腸脳相関という医学の考え方に基づいて、まず腸から脳神経の修復をしていきます。まず小腸の粘膜が炎症を起こしているので、これを抑えます。そのためにＬＰＳを使っています。するとＬＰＳは脳神経のマクロファージを活性化する。

――腸脳相関とは、腸と脳とが双方向に影響を及ぼし合うことですね。腸から吸収されたＬＰＳが、脳の神経細胞の傷を修復するということですか。

森嶌 そうです。マクロファージは脳神経のケアをしているので、だんだん治っていくようです。ＬＰＳは治療の最初から最後まで、ずっと継続して飲んでもらいます。これが治療の第一段階で、多動の子どもはある程度落ち着いてきます。

ただそれだけではよくならないので、バイオレゾナンスという機器を使って、神経の修復をしていきます。それから水素の吸入もやっています。

――具体的に、発達障害の子ども達は、どのように回復するのですか。

森嶌　ＬＰＳは小腸の傷を治し、マクロファージを活性化します。マクロファージは全身にいて連携するので、脳のマクロファージであるミクログリアが活性化する。そうして脳神経の傷を修復してくれると考えられます。

バイオレゾナンスは、一人ひとりの固有の振動数を把握します。神経の傷が治ると、本来の反応が戻ってくるのが振動でわかる。本人の行動が正常になっていく。これまで20人ほどの子ども達を診ていて、７割は回復しました。そうして学校では、支援学級から普通学級へ戻っていきます。７才以下で、治療期間が１年以上だと９割は回復するという感触があります。

――他にはＬＰＳはどんな疾患に有効でしょうか。

森嶌　免疫力が上がるわけですから、大抵の人にはいい。がんにもいいということで、

16人の末期がん患者に投与しました。末期だったのでどうかと思いましたが、半分は持ち直しました。他にアレルギー疾患にはいいですね。子どもの食物アレルギーも治って、だんだん食べられるものが増えていくんです。アトピーにも喘息にもいいですね。腸の炎症疾患であるクローン病の女の子にもよく効きました。治らないと言われているけど、治りましたね。

――あらゆる病気に効きそうですが、いかがでしょうか。

森嶌　病気もありますが、私は創傷にいいと思う。ケガ、ヤケドの傷が早くよくなる。何例か、手術後に化膿した傷が劇的に治っていく例がありました。寝たきりの人の褥瘡にもよかった。ＬＰＳを飲んでいる人は治りが早いと思います。

私のクリニックでは統合療法ということで、患者さん一人ひとりの病状に合う治療法を、西洋医学にかかわらず考えてやっています。

こういう診療をしていると、稀に様々な疾患に効果があるものに出会う。Ｌ

PSはそういう素材なんです。今では私の治療にとってなくてはならないものになっています。

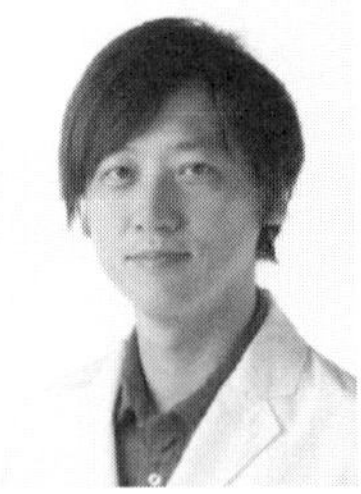

森嶌淳友《もりしまあつとも》**氏**

医師／医療法人ふじいやさか ラ･ヴィータメディカルクリニック理事長･院長

1979年、奈良県生まれ。
03年奈良県立医科大学卒業、大学時代に西洋医学だけの講義に疑問を抱き統合医療の道を模索する。西洋医学の技術を短期間で習得できるように卒業後、京都大学医学部附属病院心臓血管外科に入局し、03年洛和会音羽病院にて、救急、外科、循環器内科、呼吸器科など様々な研修を行い、05年京都大学医学部附属病院、06年近畿大学医学部奈良病院心臓血管外科にて修練をつむ。

日々の診療の中で、西洋医学の限界、統合医療の必要性を感じ、統合医療の実践を行うため11年守口秋桜会クリニックの院長に就任する。
14年5月よりイタリア語で『生命・人生』を意味する『ラ･ヴィータ』を掲げたラ･ヴィータメディカルクリニックを開院。延べ1万人以上を統合医療で診察する。19年8月より大阪市の中心部北浜へ移転し、『ラ・ヴィータ統合医療クリニック』として新規開院し、より多くの人が統合医療により健康を取り戻せるようにサポートしていく。

日本外科学会専門医／元日本心臓血管外科専門医／下肢静脈瘤血管内焼灼術実施医・指導医／日本ホロス臨床統合医療機構　代表理事／バイオレゾナンスアカデミー　主催

ヒト難治性アトピー性皮膚炎に対する改善効果

免疫ビタミンＬＰＳのアレルギー疾患改善効果は、花粉症（アレルギー性鼻炎）だけではありません。同じアレルギー疾患であるアトピー性皮膚炎においても、痒みの軽減など主な症状を緩和することが、ヒトに対する臨床試験で明らかになっています。

アトピー性皮膚炎の臨床試験は帝京大学溝の口病院で、安藤岳夫助教授（当時）の協力で行われました。

参加したのは25才から35才までの成人男女5名で、いずれも幼少時からのアトピー性皮膚炎で、経過が長く難治性の患者ばかりです。

この5名に、ＬＰＳの溶液（１μg／１mℓ）を１mℓ、１日３回経口摂取してもらい、２か月間にわたって経過観察しました。

結果5例中４例に、皮疹および掻痒感の改善が観察されました。著効２例、有効２例、変化なし１例です。

他に悪影響と考えられる変化は見られませんでした。５名のまとめは次の表です。

著効の見られた2例に関しては、その後で紹介しています。

本試験は、二重盲検法（※1）でもケースコントロールスタディー（※2）でもありません。しかし症例の多くは、他の治療法がうまくいかず経過の長い患者です。その5名が、LPSの経口剤で5例中2例が著効ありですので、かなりの高頻度で改善したと言えるでしょう。この2例は単なるプラセボ効果とは考えにくく、また、これらの患者は極めて、感謝していたことが報告されています。


（※1）二重盲検法……被検者を2つのグループに分け，一方のグループには試験薬を，もう一方のグループには，外見や味が同じプラセボ（偽薬）を与え，医師，被検者ともに違いがわからないようにして結果を判定する方法。

（※2）ケースコントロールスタディー……病気の症状が起こる患者（患者群）と起こらない患者（対照群）に分けて、要因となる因子の曝露の有無を比較する疫学研究方法。

資料１

症例	1	2	3	4	5
年齢、性	32才男	26才男	25才男	34才女	34才男
発症時期	中学生	11才	小学5年	7才	6才
皮疹の部位	顔面、躯幹、手足	顔面、首、腕 背部	全身	上半身、顔面、前腕	全身
皮疹の種類	苔癬化局面	落眉、紅斑	苔癬化局面	紅斑、苔癬化局面	紅斑、水泡、苔癬化局面
自覚症状（掻痒感）	高度	高度	中等度	中等度	高度
前治療	軟膏	軟膏	軟膏	軟膏	軟膏、内服
投与後２週間の皮疹の状態	軽度改善	軽度改善	不変	中等度改善	軽度改善
自覚症状（掻痒感）	殆ど消失	3割減少	不変	中等度改善	軽度減少
軟膏の使用量	1/3に減少	軽度減少	不変	1/2以下に減少	不変
投与後２ヶ月糖脂質服用	継続服用中	継続服用中	中止	継続服用中	継続服用中
皮疹の状態	軽度改善	軽度改善		著明改善	著明改善
自覚症状（掻痒感）	殆ど消失	3割減少		殆ど消失	殆ど消失
軟膏の使用量	1/3に減少	軽度減少		殆ど使用せず	殆ど使用せず

著効のあった2名

▼症例4

34才、女、主婦

診断：アトピー性皮膚炎

既往歴：4才小児喘息、10才よりアレルギー性鼻炎

現病歴：7才より、全身性に掻痒感を伴う慢性の乾燥性の皮疹が出現し軟膏による治療を受けていたが、増悪と軽快を繰り返していた。当時は、皮膚科にて診察を受けるもアトピー性皮膚炎と、はっきりは診断されていなかった。

29才に全身の皮疹が極めて強度となり、皮膚科を受診し、アトピー性皮膚炎の診断を受け、ステロイド軟膏による治療を受ける。

30才に視力低下を生じ、眼科にてアトピー性白内障と診断され、右水晶体摘出手術を受ける。その後も、皮疹は増悪を繰り返すため、都内の二箇所の大学病院の皮膚科を受診した。そこでステロイドおよび抗ヒスタミン軟膏による治療を受けるも軽快しなかった。

34才より経口剤によるLPS療法を受ける。投与3日後より皮疹は軽快し、投与後1か月には皮疹はほとんど消失し軽度の発赤を残すのみとなる。その後LPS療法を継続しているが、時に皮疹が出現するも数日で軽快している。

▼症例5
34才、男、公務員
診断：アトピー性皮膚炎
既往歴：特記すべきことなし
現病歴：6才より慢性の皮疹が出現し、ステロイドクリームによる治療を繰り返し受けてきたが、あまり軽快しなかった。皮膚科にてアトピー性皮膚炎の診断を受けた。20才より、皮疹が増悪し、ステロイドの内服および塗布を行うも、増悪と軽快を繰り返す。
　27才より、皮疹の増悪および掻痒感などの自覚症状が極めてひどくなり、都庁に勤務し仕事を続けることが困難となり、配置転換となる。

32才より皮疹はさらに増悪し、掻痒感などの自覚症状も耐えがたくなり、休職し順天堂大学医学部に1か月間に渡って入院、ステロイド療法と紫外線照射療法を受ける。しかし効果は一時的であった。

34才、経口剤によるＬＰＳ療法を開始する。約2週間の使用より皮疹は改善し、2か月後には、殆ど皮疹、掻痒感は消失する。

その後ＬＰＳ療法を継続しているが、時々軽度の皮疹が出現するのみで経過している。

ＬＰＳ、βグルカン、ペプチドグリカンのマクロファージ活性化力と相乗効果

免疫賦活機能性食品では、ラクトフェリンなど蛋白性の因子もありますが、乳酸菌を主体とした発酵食品、きのこ類、酵母など微生物が主役になっているものが圧倒的に多く存在します。

動植物の免疫系は、微生物など環境中の外来異物が体内に入ることで活性化します。動植物が共通に持つ免疫系は「自然免疫」と呼ばれ、この10年の間に、分子レベルでの細胞内シグナル伝達経路の詳細が明らかになってきました。

乳酸菌は、グラム陽性細菌の一種であり、主な免疫賦活の成分は、細胞壁のペプチドグリカンです。酵母やきのこの主な免疫賦活の有効成分はβグルカンです。

グラム陰性細菌由来のＬＰＳも自然免疫を活性化します。ＬＰＳは脂質にオリゴ糖ユニットが連なった構造です。

ペプチドグリカンやβグルカンは、マクロファージなど自然免疫担当細胞の細胞膜

上の外来異物レセプターTLR2（toll-like receptor 2）に結合することで、免疫担当細胞を活性化します。一方LPSは、TLR4と呼ばれる別のレセプターに結合することで、やはり免疫担当細胞を活性化します。

ここでは、LPS、乳酸菌のペプチドグリカン、及び酵母のβグルカンのマクロファージ活性化能を比較検討しました。

βグルカンとLPSの相乗効果

試験方法

①マウスマクロファージ細胞株（NR8383細胞）を、LPS単独、酵母のβグルカン単独、そしてLPSとβグルカンの混合したもので24時間刺激した後、培養上澄のNO産生量を測定しました。
NO（一酸化窒素）はマクロファージが細菌やウイルスなどの異物を殺傷、排除する

時に産生され、放出するので、これが多いほどマクロファージが活性化（プライミング）していると考えられます。

ペプチドグリカンとＬＰＳの相乗効果

②マウスマクロファージ細胞株（Ｊ774.1）に、ＬＰＳ単独、ペプチドグリカン単独、あるいは両者を混合して加え、4時間刺激した後、培養上澄中のＩＬ12（インターロイキン12）含量を測定しました。ＩＬ12とは、マクロファージが仲間の免疫細胞ＮＫ細胞を活性化したり、Ｔ細胞をＴｈ1タイプ（自然免疫型、細菌やウイルスを攻撃）に分化する際に放出するサイ

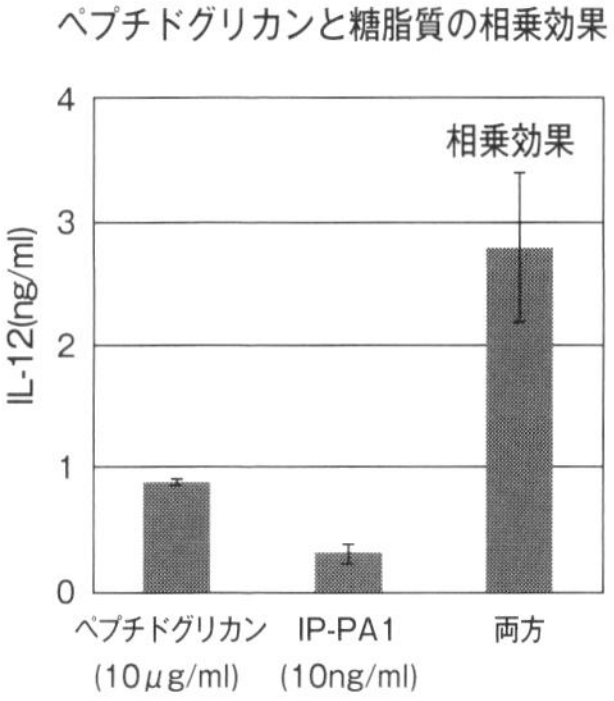

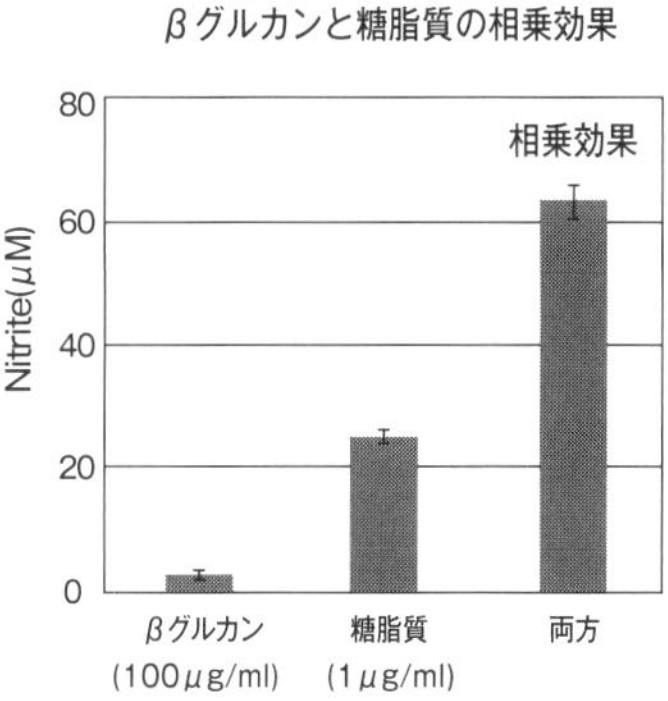

トカイン。ＩＬ12の含量が多いということは、マクロファージが活性化していると考えられます。

①の結果から、マクロファージの活性化力の観点からすると、ＬＰＳがβグルカン、ペプチドグリカンに比較して優位性が高いことがわかります。比活性が高いことは、微量で有効であることを意味します。

興味深いことに、ＬＰＳとペプチドグリカン混合、ＬＰＳとβグルカン混合は、マクロファージの活性化について相乗効果を示すことが明らかとなりました。このことは、異なるＴＬＲに結合する免疫賦活物質を上手に組み合わせることで、より優れた免疫制御作用が得られる可能性を意味しています。

第2章　ＬＰＳの免疫活性の相乗効果を求めて
〜お米由来の植物性乳酸菌、薬用ハーブ〜

ここまでご紹介してきた細胞試験により、ＬＰＳには自然免疫、特にマクロファージの免疫活性を高める働きがとても強いこと、しかもごく微量で高い効果があることがわかりました。またＬＰＳは、他の免疫活性物質、βグルカンやペプチドグリカンと合わせると相乗効果が生まれ、それぞれを単独で使うよりはるかに高い免疫活性が可能になることがわかりました。

そこで今日、ＬＰＳと組み合わせることでより高い免疫活性を示す物質を探す試みが盛んに行われています。

植物性乳酸菌K－2で花粉症の症状が軽減

一口に乳酸菌といっても様々な種類がありますが、種類が豊富なだけでなく健康効果も様々です。最近では腸内で免疫に働きかけ、アレルギー疾患を軽減するタイプの乳酸菌、あるいは免疫力を高めて感染症を予防するタイプの乳酸菌が大変注目されています。

ＬＰＳと特に相性がよく、抗アレルギー効果を高めることが期待されるのが、乳酸菌Ｋ－２です。植物性乳酸菌「Ｋ－２」（Lactobacillus paracasei）は酒粕から分離された乳酸菌で、抗アレルギー効果が確認されています。さらに最近では、感染症予防効果も確認されています。

まず花粉症のヒトに対する臨床試験をご紹介します。

スギ花粉症患者（成人）26名に、Ｋ－２乳酸菌２００mg（乳酸菌２０００億個）、もしくはプラセボ食品（Ｋ－２乳酸菌なし）を摂取してもらう二重盲検試験を実施しました。

被験者には、花粉飛散15日前から以上２つの被験品をそれぞれ摂取してもらい、鼻および目症状と薬の使用状況についてアンケート調査を行いました。
症状と薬の強さを合計してスコア化しました。スコアが高いほど症状が強いことを示しています。

鼻症状(くしゃみ、鼻水、鼻づまり)

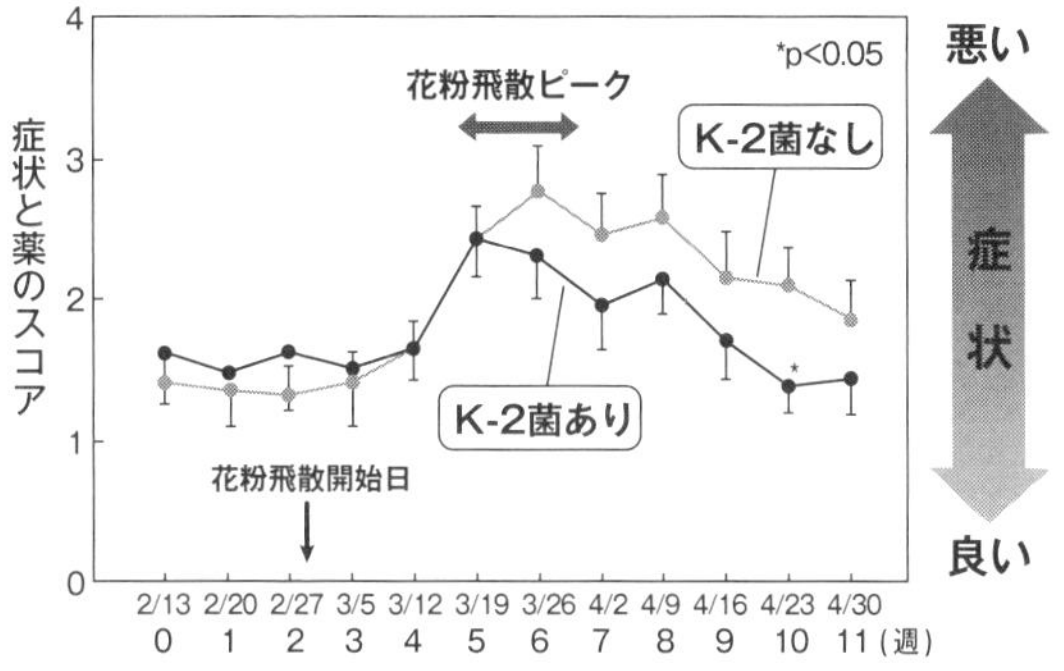

目症状(目のかゆみ、涙目)

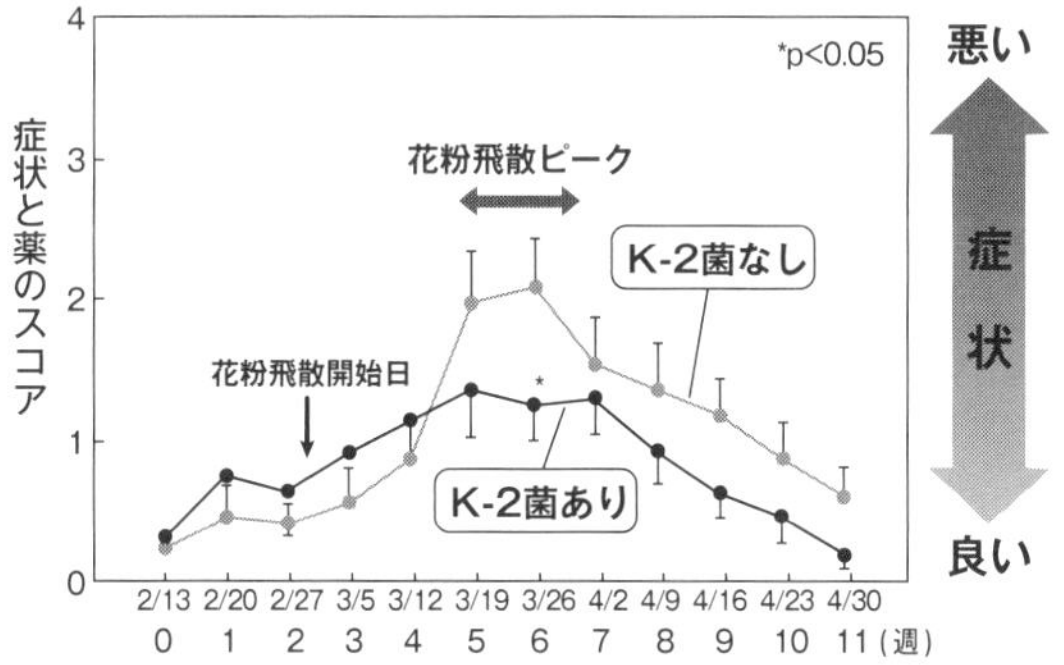

鼻症状に関しては、摂取5週目以降でK‐2乳酸菌摂取群の方が症状が軽減しています。目症状に関しても、K‐2乳酸菌摂取群は、花粉飛散ピーク時期になっても症状がそれほど悪化せずにすんでいます。

この実験から、植物性乳酸菌K‐2には、花粉症の症状を軽減する効果があることがわかりました。

植物性乳酸菌K‐2の免疫力増強効果

成人男女9名に植物性乳酸菌K‐2を3か月間摂取してもらい、唾液中のIgA分泌速度の変化を計りました。(IgAとは唾液などの粘液に含まれ、ウイルスや細菌の感染を防ぐ抗体)

グラフを見るとわかる通り、K‐2摂取後4週目

唾液中のIgA量

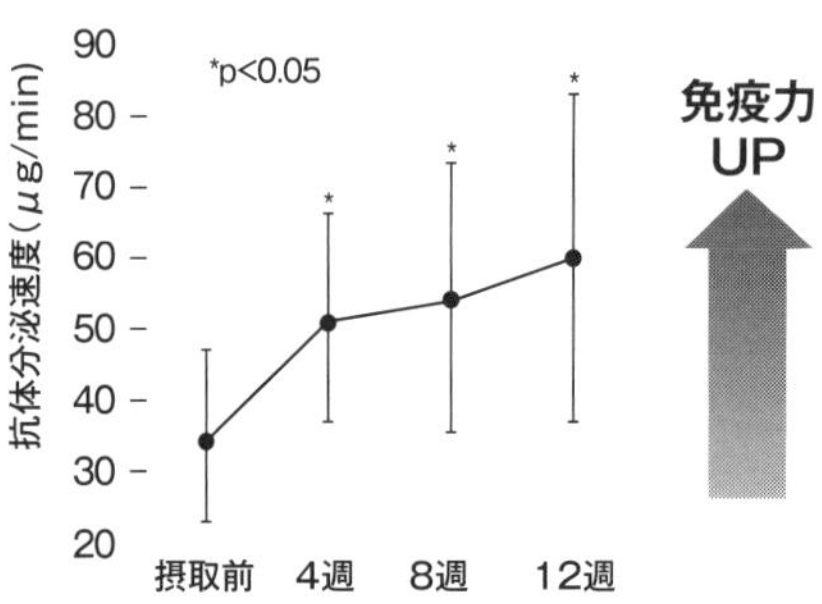

4週目から唾液中のIgAが増加しました。

から唾液中のＩｇＡが増加しました。このことから植物性乳酸菌Ｋ－２には、免疫力を増強する効果があることがわかりました。

抗アレルギーハーブ、5種混合植物抽出物

免疫ビタミンＬＰＳとの相乗効果を期待できるものとして、抗炎症ハーブとして知られる5種類の薬用植物が挙げられます。これらは西洋、中国、日本のハーブから選びぬかれたもので、それぞれが微妙に異なる鎮静効果を持っています。これらを合わせることで様々な角度から炎症を抑え、のどや鼻の不快症状を解消することにつながるでしょう。

5種類の薬用植物とその効能は次の通りです。

ボダイジュ……消炎、収れん作用、保湿、殺菌、血行促進
オトギリソウ…鎮痛、抗うつ、抗不安、睡眠障害
ラカンカ………消炎、解熱、喘息、アトピー、鼻炎、花粉症
セージ…………声がれ、咳、口やのどの痛み、去痰
エンメイソウ…消化不良、腹痛、消炎、抗老化

いずれも炎症や痛みを抑える点では共通していますが、どこに、どのように効くかに違いがあります。またラカンカのようにアレルギー疾患によいもの、セージのように鼻、のどに効くものがあり、組み合わせて使うことで鼻・のどの炎症に効果が期待できそうです。

抗アレルギー作用を科学的に証明

集められた5種類の薬用ハーブは、いずれも世界各地の伝統医療で使われる生薬であり、日本でも誰もが知っているハーブばかりです。今日、そうした生薬に科学的な検証が、盛んに行われるようになりました。

前述の５つの生薬も、マウス等を使った動物実験、ヒトに対する臨床試験が行われ、確かな薬理作用が確かめられています。

ここで紹介するのは次の５つの試験です。

①ヒスタミン遊離抑制試験

アレルギー反応における炎症は、肥満細胞から遊離するヒスタミンによるところが大きい。ヒスタミンの遊離を抑制する働きを調べる試験

②ラット48時間　PCA反応抑制試験

アナフィラキシーショックを引き起こすPCA反応を抑え込む働きを調べる試験

③IgE抗体産生抑制試験

アレルギー反応において免疫細胞が作るIgE抗体を抑制する働きを調べる試験

④細胞性免疫賦活試験

ヒツジの赤血球をマウスに2回移植し、5種混合植物抽出物を投与。マウスの免疫細胞が細胞性免疫（ウイルスや細菌に反応するタイプ）の反応を高めるかどうかの試験

以上4つの動物実験において、5種混合植物抽出物は、いずれも期待通りの抗アレルギー作用を示しました。この物質がアレルギー疾患における様々な反応を抑制し、症状を抑える可能性があることがわかりました。

5種混合植物抽出物 ヒトの花粉症、アトピー性皮膚炎の症状を緩和

５つ目は５種混合植物抽出物のヒトに対する臨床試験です。

被験者は花粉症患者12名とアトピー性皮膚炎患者１名の計13名。

この13名に５種混合植物抽出物エキス分６mgを含む粉末１２０mg（カプセル）を、１日１カプセル服用してもらった（うち３名の花粉症患者はプラセボを服用）。試験期間は４か月間（１９９６年11月21日～１９９７年３月18日）。

試験開始時及び終了時にアンケート調査、及び採血を行いました。

血清中の各抗体量

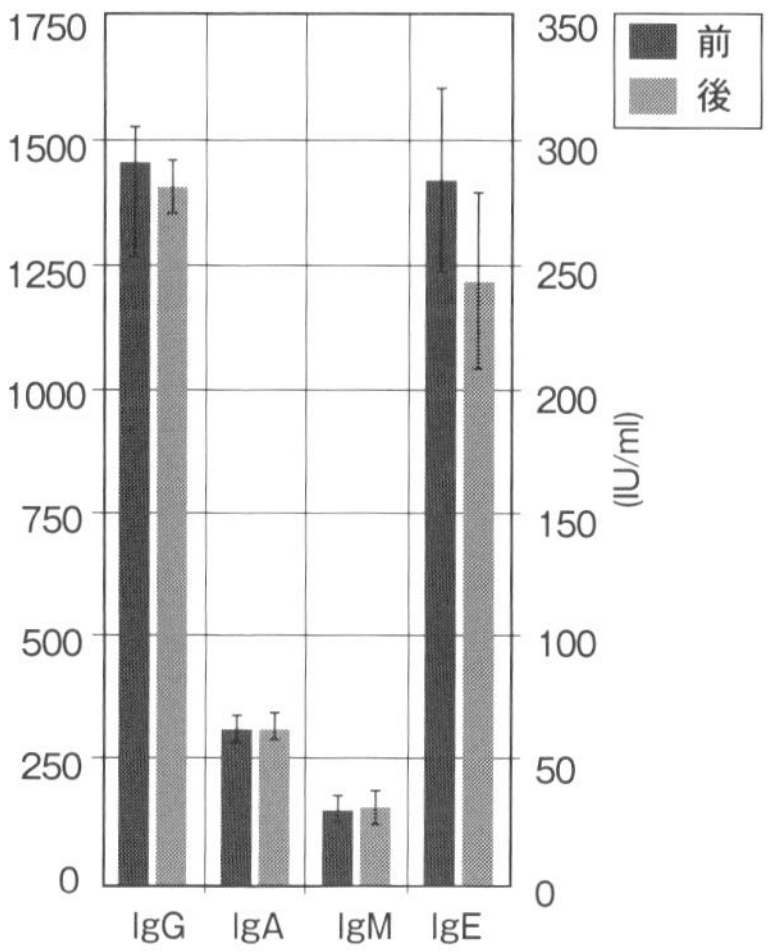

Each value represents the mean ± S.E of 6

血清中の抗体（アレルギー反応時増加）は、5種混合植物抽出物服用前に比べて、服用後はいずれも減少。5種混合植物抽出物の抗アレルギー作用が証明されました。

またくしゃみ、鼻水、目のかゆみなどの自覚症状も、5種混合植物抽出物を服用した被験者は、プラセボに比べて明らかに軽減されていました。5種混合植物抽出物の花粉症の症状緩和作用が証明されました。

以上の試験から、5種混合植物

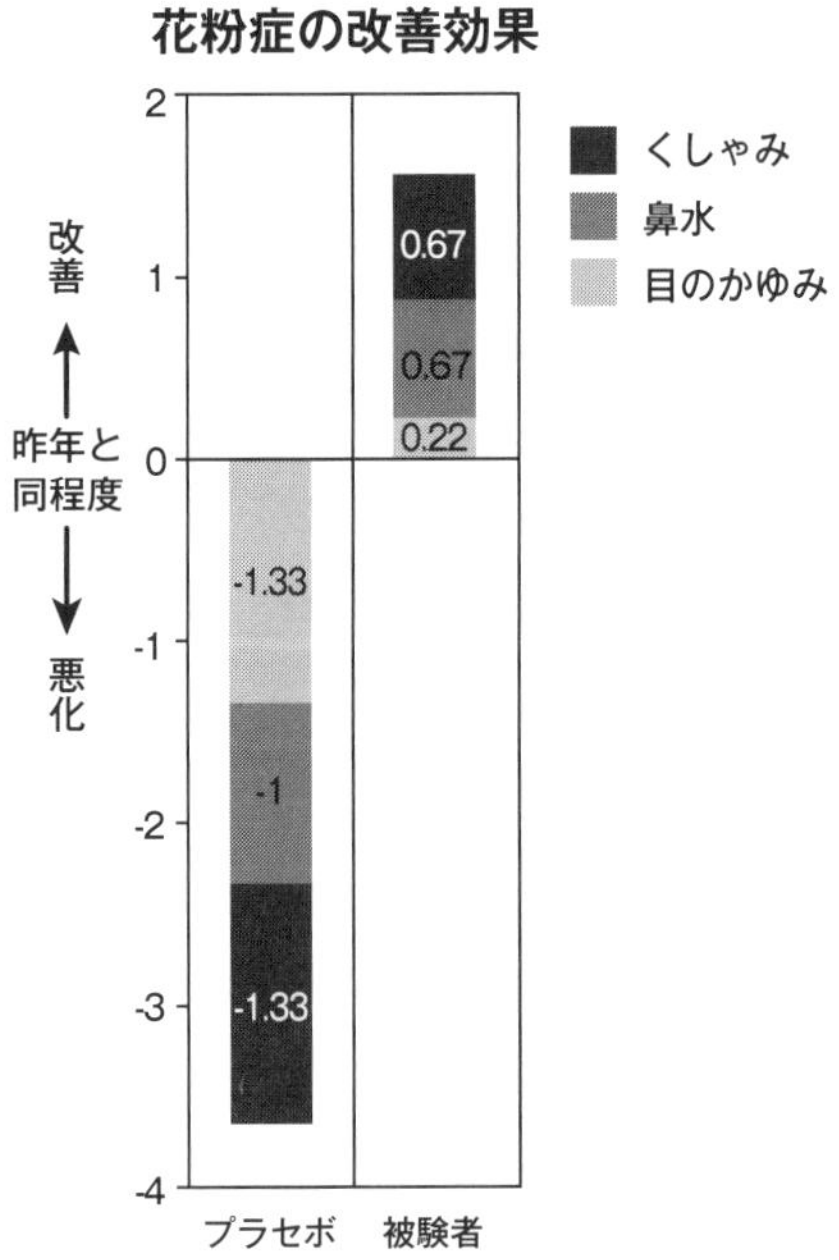

抽出物はアレルギー疾患における様々な現象を抑制し、自覚症状も抑えることがわかりました。ＬＰＳと一緒に使用すれば、様々な角度からアレルギー反応を抑制し、相乗効果が期待できると考えられます。

第3章 免疫ビタミンLPSと鼻・のどのトラブルQ&A

Q▼LPSとは何ですか？

アレルギーや免疫、ひいては健康や恒常性の全てにかかわる優れた素材として、今注目されている物質です。LPSは自然界においては、グラム陰性菌という種類の細菌の細胞外膜の成分です。糖と脂質が結合した構造をしているので、日本語では「糖脂質」あるいは「リポ多糖」と呼ばれています。英語では「リポポリサッカライド（Lipopolysaccharide）」。略してLPSです。

Q　ＬＰＳはどんな細菌に含まれているのでしょうか。細菌自体に害はありませんか。

ごくわずかなものをのぞけば、グラム陰性菌のほとんどにＬＰＳが存在します。例えば酢酸発酵を行う酢酸菌、テキーラの醗酵に使われているザイモモナス菌、食品増粘多糖であるキサンタンガム（食べ物のとろみや粘りを出すもの、ペクチンなど）を産生するキサントモナス菌、食用植物に共生しカビの繁殖を抑えるパントエア菌などです。これらの細菌は食品加工などにも利用されており、細菌自体が有用で害はありません。たとえばきのこや海草、野菜、穀物などの食物に、ＬＰＳを持つ細菌はたくさん含まれています。

グラム陰性菌の中には、大腸菌やコレラ菌など病原性のものもあります。細菌自体が有用か有害か、ということとＬＰＳの有無とは関係はないのです。

Q▼免疫ビタミンLPSは、どんな細菌が使われているのですか？

免疫ビタミンLPSは、小麦由来で、食用植物に共生しカビの繁殖を抑えるパントエア菌です。パントエア菌はライ麦パンの発酵にもかかわっており、とても身近で役に立つ細菌です。

Q▼LPSがなぜ鼻やのどの病気の予防や改善によいのですか？

LPSは我々の免疫細胞、特に自然免疫の中心的な存在であるマクロファージを活性化します。マクロファージが活性化することで免疫の働きが正常化し、鼻やのどの病気の予防や改善につながると考えられています。

またマクロファージが活性化すると炎症が徐々に収束し、傷ついた組織の修復が行われ、粘膜の強化につながります。そういう点からもLPSは、鼻やのどの病気予防や改善につながると考えられます。

Q LPSは花粉症に効果がありますか？

花粉症は特定の花粉、特にスギ花粉に過剰反応するアレルギー疾患です。アレルギー疾患は免疫の過剰反応、アンバランスによって起こりますが、ＬＰＳは免疫のバランスを整えるので、こうした症状の改善に役立つようです。

また花粉症は鼻だけでなく、目のかゆみ、のどのかゆみなどの症状がある人も多いのですが、ＬＰＳは全身に作用するので、鼻以外の目やのどの症状にも効果があるようです。

Q▼LPSが花粉症改善に役立つかどうか、実際に患者を対象にした試験はありますか？

本書第3部に、耳鼻咽喉科の医院で、スギ花粉症の患者に対して行った試験が紹介されています。それによると参加者全員が、通常の治療を行っていた時と比べて症状が改善したと答え、継続して使用したいと話しています。

Q▼LPSは、鼻やのどのどんな病気予防、改善に役立つと言えるでしょうか。

まだ臨床試験などは行われていませんが、免疫のバランスを整えるという意味で、好酸球性の副鼻腔炎への効果が期待されています。

好酸球性副鼻腔炎は、細菌感染がきっかけになる従来の副鼻腔炎とは異なり、免疫細胞の一種である好酸球が副鼻腔にたくさん集まって炎症を起こす病気です。重症の場合は難病指定にもなる、きわめて治りにくい病気です。

ＬＰＳによってマクロファージが活性化し、免疫機能が正常になれば、症状が落ち着く可能性があります。

他にも、免疫と深い関係のある慢性上咽頭炎や気管支喘息など呼吸器のトラブルにも、有用だと考えられます。

Q ＬＰＳは食品で摂取することはできますか？ ＬＰＳが多く含まれているのは、どんな食品ですか？

ＬＰＳが豊富な食品はたくさんあります。海草のめかぶ、岩のり、わかめ、野菜では明日葉、ほうれん草、れんこん、きのこではひらたけ、他にそば、ごまなどがあります。

食品１００ｇあたりの含有量で比較すると海草やきのこが上位に来ますが、こうした食品は好き嫌いもあり、それほどたくさん食べられないかもしれません。その点、主食である穀物、例えば玄米、金芽米などなら毎日毎食食べられて、摂取しやすいでしょう。

Q▼LPSは1日にどのくらい摂取すればよいのでしょうか。

LPSは体重1kgあたり10μg（マイクログラム）＝0・01mg。体重50kgの人で0・5mgくらいが1日の摂取量の目安です。

これは健康な人が健康維持のために摂取する量です。もしアレルギー疾患、がん、アルツハイマー病など何らかの病気の改善のために摂取するのであれば、その3倍量くらいが目安とされています。

Ｑ▼ＬＰＳはエンドトキシン、内毒素とも言うようです。有毒なのではないでしょうか？　食べても大丈夫でしょうか？

ＬＰＳは海草やきのこ、葉野菜、ゴマなど様々な食品に含まれています。ＬＰＳそのものが有毒な物質ではありません。ＬＰＳを細胞外膜に持つ病原性の細菌（大腸菌やサルモネラ菌など）もありますが、そうした菌を食べなければ心配はありません。もしＬＰＳを注射で血液中に入れたとすれば、本来血中にあってはならないものとして体は激しい免疫反応を起こすでしょう。しかし「ＬＰＳを注射で体に入れる」という事態がありえない状況です。ＬＰＳでなくても、異物が血液中に入るのは緊急事態です。一方ＬＰＳを口から摂取することには、全く危険性はありません。

Q▼LPSは鼻やのどの病気以外にも健康効果はありますか？

ＬＰＳはマクロファージなど自然免疫系の細胞を活性化するので、これらの免疫細胞全てに働きかけます。

例えばマクロファージは全身のあらゆる臓器に常駐しています。脳にいるマクロファージはミクログリアと言いますが、この細胞は脳の神経細胞に蓄積するアミロイドβタンパク（アルツハイマー病の原因）を食べて処理しています。また全身ではがん細胞や酸化ＬＤＬなども発見し次第、食べて片づけてしまいます。

こうしたことからＬＰＳはアルツハイマー病、がん、動脈硬化など様々な病気の予防や改善に有用な物質だと言えるでしょう。

Q LPSは人間以外の動物、ペットの健康にとっても有用ですか？

LPSが活性化する免疫細胞は「自然免疫」に属しています。自然免疫は、哺乳類はもちろん、あらゆる動物、植物にも存在します。LPSは犬や猫などのペットにももちろん健康維持、病気の予防や改善にも有用な物質だと言えるでしょう。

Q LPSを食品でしっかり摂るのは大変なのでサプリメントはありますか？

免疫ビタミンLPSが主成分のサプリメントがあります。例えば本書でも紹介したパントエア菌という細菌由来の物質を原料にしています。

Q▼LPSの安全性試験はきちんと行われているのでしょうか。

多くの研究機関がLPSの研究をする中で、ヒト（あるいは動物）が摂取しても安全かどうかの試験が繰り返し行われ、結果は全く問題なしです。

Q▼免疫ビタミンLPS（サプリメント）は、いつ摂取すると効果的ですか？

薬ではないのでいつ摂取しても問題はありませんが、食品として摂取するなら食事と一緒、食事の一部として摂取するとよいでしょう。

もし何らかの病気の改善のために摂取するなら、漢方薬がそうであるように食間（食後2～3時間してから）がいいかもしれません。吸収がよく効き目を体感しやすいと思います。

Q 免疫ビタミンＬＰＳをたくさん飲めば、早く、強力に効くのでしょうか。それともたくさん飲むと有害ですか？

免疫ビタミンＬＰＳは、たくさん飲んでも問題ありません。サプリメントそのものがとても小さく、味もほとんどないので、毎日飲むのに全く負担がないとされています。例えば水溶性ビタミンがそうであるように、体が吸収できる量より多い部分は排泄されてしまうようです。

ただ排泄されてしまうのは勿体ないので、必要量をしっかり飲むのが一番です。病気回復であっても、健康維持の３倍程度です。

Q 高齢者や幼い子どもでも服用して大丈夫でしょうか。

ＬＰＳの働きは、その人に備わった自然免疫、特にマクロファージを活性化することです。どんな年齢、どんな体調の人にとってもプラスの作用をすると言えるでしょう。

また前述のように、サプリメントはとても小さく味もほとんどありません。高齢者や小さなお子さんでも服用するのは問題ありませんし、無理なく可能だと思います。

Q 免疫ビタミンLPS入りサプリメントには、LPS以外に何が入っているのですか？

ＬＰＳの効果を高める組み合せがあります。乳酸菌や野菜やハーブに多い抗酸化性物質です。例えばあるサプリメントには乳酸菌Ｋ－２と５種類のハーブが入っています。

まず乳酸菌Ｋ－２は、お米由来の植物性乳酸菌です。それ自体が免疫力を高める効果が高い物質です。本書第３部に動物実験やヒトに対して行った試験が紹介されていますが、花粉症の症状を抑える働きや免疫力増強効果が示唆されました。免疫を調整してアレルギー反応を抑える働きがあることから、ＬＰＳとの相乗効果が期待されています。

５種類のハーブはボダイジュ、オトギリソウ、ラカンカ、セージ、エンメイソウです。これらはそれぞれ炎症やアレルギー反応を抑え、鼻やのどの粘膜を強くするなどの働きがあります。ＬＰＳに多彩な働きを加え、様々なタイプの鼻・のどの病気予防と回復を期待されています。

Q 免疫ビタミンＬＰＳ入りサプリメントは薬や他のサプリメントと一緒に摂ってもいいでしょうか。飲み合わせ、食べ合わせなどの問題はありませんか？

いずれも問題はないようです。成分の１つ１つが安全性試験をクリアしており、一緒に摂取して問題になるような物質は入っていません。これまで摂取した人で何かトラブルがあったという報告もないので、安心していただいてよいでしょう。

あとがき

今、鼻やのどのトラブルや病気を抱える人は多いと思います。特に花粉症などのアレルギー性疾患は、周囲を見渡して2人に1人以上。現代病と言ってしまえばそれまでですが、患者の多さ、増えるスピードなど異常だと感じます。

今回、LPS（リポポリサッカライド＝Lipopolysaccharide）という物質が、鼻・のどのトラブルを予防・改善する可能性があるとして書き進めてきました。そしてLPSの減少が、こうしたトラブルの大元にあることを感じています。

しかしLPSが力を発揮するのは、鼻・のどのトラブルには限りません。LPSが作用する自然免疫、その中心的存在であるマクロファージを活性化すると、全身のあらゆる臓器、組織の働きを正常化し、どんな病気も寄せ付けない健康な体につながる可能性があることに驚かされました。

あとがき

マクロファージという免疫細胞は、近年かなり知名度が上がりました。健康や医学にちょっとでも興味がある人なら「ああ、体に入って来たゴミやバイキンを食べるんでしょ。掃除屋?」くらいのことは知っています。

けれどもこの免疫細胞のポテンシャルは、そんな単純なものではないのです。全身の臓器、組織の全てにはりつき、それぞれに違った顔と名前を持ち、独自の能力でその働きを助け、ゴミや汚れを取り除き、傷を治し、再生させ、健康へと導く。もはや全知全能の守り神と言っても過言ではありません。だからマクロファージの活性化がうまくいけば、「どんな病気もよせつけない」可能性がある、というわけです。

話を戻すと、実は驚くほどすぐれたしくみだった自然免疫、その中心的存在のマクロファージを活性化すると、どうやらかなりの健康体が手に入る可能性がある。そしてそれができるのが、LPSという物質だということです。

LPSは、すでにかなり研究が進んでいて、これからもっと幅広い分野で成果を上げていると思います。

今回、北西剛博士(きたにし耳鼻咽喉科院長)、稲川裕之(薬学)博士に原稿を監修して頂き、免疫とＬＰＳについてじっくりお話をうかがうことができました。難しい内容もありましたが、現代人の免疫と健康について大変示唆に富む勉強をさせていただきました。

そしてＬＰＳを、発達障害やがんなど難しい治療に使っておられる森嶌淳友院長（ラ・ヴィータメディカルクリニック）のお話は、統合医療の可能性とその広がりを強く感じました。

３人の先生に、心から感謝申し上げます。

参考文献

『「免疫ビタミン」のすごい力』　杣　源一郎　著　ワニブックス
『「病」になる人、ならない人を分けるもの』　杣　源一郎　著　ワニブックス
『意外な病気、治せる病気』　北西　剛　著　現代書林
『「治る」には理由がある』　北西　剛　著　ルネッサンス・アイ
『ガンと闘わない治し方』　森嶌淳友　著　ヒカルランド
『慢性上咽頭炎を治しなさい』　堀田　修　著　あさ出版
『肺炎がいやならのどを鍛えなさい』　西山耕一郎　著　飛鳥新社
『長引く鼻の病気は「日帰り手術」で治す！』　金子敏彦　著　現代書林
『副鼻腔炎・花粉症を薬に頼らず治す！』　北西　剛　監修　宝島社
『副鼻腔炎・アレルギー性鼻炎を一気に治す！』　北西　剛　監修　宝島社
『最新免疫力アップ術』　Ｄｒ・クロワッサン特別編集　マガジンハウス
『ＬＰＳの秘密』　稲川裕之　著　栄養書庫ブックレット
『ＬＰＳの美肌力』　稲川裕之　著　栄養書庫ブックレット

◉ 監修者プロフィール

稲川 裕之（いながわ・ひろゆき）

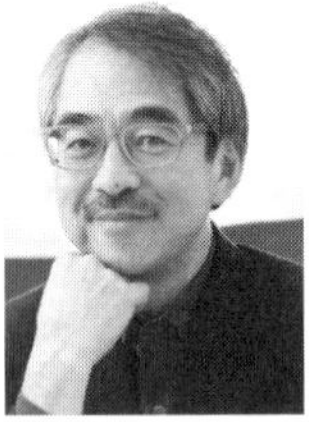

昭和32年7月9日生

埼玉大学工学研究科修士過程修了。薬学博士。新技術開発事業団研究員、帝京大学助手、水産大学校准教授などを経て、自然免疫制御技術研究組合研究本部長(2010年～)、香川大学客員准教授(2011～18年)新潟薬科大学特別招聘教授(2016～19)、新潟薬科大学客員教授(2019～)。

比較免疫学的研究視点から食細胞の生物活性に基づいた多細胞動物の健康維持の仕組みとその応用として難治性疾患予防・治療への利用について研究を続けている。また、食品の機能性成分としてのグラム陰性菌のLPSの有用性を約30年前に見出し、以来LPSの有用性に着目した研究も展開している。また、世界で唯一のLPSの健康食品、化粧品素材販売のベンチャー企業である自然免疫応用技研株式会社の副社長(2006年～)、自然免疫の有用性を啓蒙普及するNPO法人環瀬戸内自然免疫ネットワークの理事(2006年～)、LPSの有用性を啓蒙普及する財団法人LPS免疫協会の理事(2018年～)を兼任。

◉ 監修者プロフィール

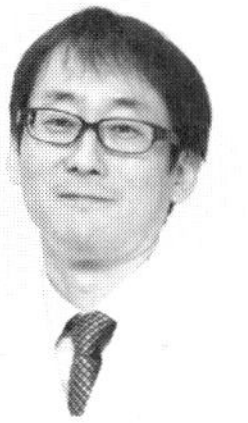

北西 剛（きたにし・つよし）

きたにし耳鼻咽喉科院長　医学博士

略歴：

平成4年1992　滋賀医大卒業、同耳鼻咽喉科入局
平成8年1996　豊郷（とよさと）病院耳鼻科 医長
平成11年1999　滋賀医大耳鼻科助手
平成13年2001　彦根市立病院耳鼻科 医長
平成17年2005　きたにし耳鼻咽喉科を開業。
平成26年2014　医学博士号取得

資格：

◆耳鼻咽喉科関連
日本耳鼻咽喉科学会専門医、日本気管食道科学会専門医
◆代替・統合医療関連
日本アーユルヴェーダ学会　理事長
日本東方医学会　理事、日本胎盤臨床医学会　認定医・理事、
日本統合医療学会　認定医・100人委員会委員
日本ホメオパシー医学会　認定医、Faculty of Homeopathy
細胞環境デザイン学　認定医、すいそ21研究会理事
日本ホロス臨床統合医療機構　理事
バイオレゾナンス振動療法認定医
アロマテラピーアドバイザー（AEAJ）、森林セラピスト
プライマリーウォーキング®認定指導員

◉ 著者プロフィール

犬山康子

医療ジャーナリスト

1959年生まれ。出版社勤務を経てフリーランスとして活動。
子どものアレルギーをきっかけに健康・医療に興味を持ち、
自然療法、東洋医学などの研究、執筆活動を展開中。
一児の母。

本書を最後までお読みいただきまして
ありがとうございました。

鼻・のどの病気は免疫ビタミンでよくなっていく

二〇一九年九月二日　第一版第一刷発行
二〇二〇年八月二五日　第一版第三刷発行

監修　稲川裕之／北西剛
著者　犬山康子

発行所　株式会社　平原社
東京都中央区日本橋兜町十八－五　日本橋兜町ビル二階
（〒一〇三－〇〇二六）
電話　〇三－六八二五－八四八七
FAX　〇三－五二九六－九一三四
印刷所　ベクトル印刷株式会社

ISBN978-4-938391-67-6